关爱乳腺
愈她新生

—— 乳腺科医生们讲述的乳腺癌 "成语故事"

- 主 编　曾晓华　吴 静　刘 美
- 副主编　金昱地　向廷秀　张宁宁

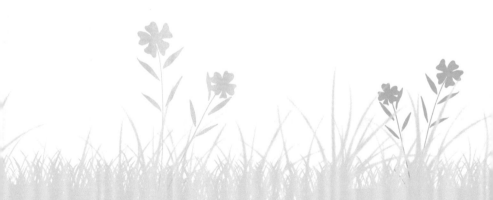

重庆大学出版社　国家一级出版社　全国百佳图书出版单位

图书在版编目（CIP）数据

关爱乳腺 愈她新生：乳腺科医生们讲述的乳腺癌
"成语故事" / 曾晓华，吴静，刘美主编. — 重庆：
重庆大学出版社，2023.4
ISBN 978-7-5689-3813-6

Ⅰ.①关⋯ Ⅱ.①曾⋯②吴⋯③刘⋯ Ⅲ.①乳腺癌
—防治—问题解答 Ⅳ.① R737.9-44

中国国家版本馆 CIP 数据核字（2023）第 053957 号

关爱乳腺 愈她新生
—— 乳腺科医生们讲述的乳腺癌"成语故事"

GUAN'AI RUXIAN YU TA XINSHENG
— RUXIANKE YISHENGMEN JIANGSHU DE RUXIAN'AI "CHENGYU GUSHI"

主　编　曾晓华　吴　静　刘　美
副主编　金昱地　向廷秀　张宁宁

策划编辑：唐　丽　袁文华
责任编辑：张红梅　　版式设计：袁文华
责任校对：邹　忌　责任印制：赵　晟
＊
重庆大学出版社出版发行
出版人：饶帮华
社址：重庆市沙坪坝区大学城西路 21 号
邮编：401331
电话：（023）88617190　88617185（中小学）
传真：（023）88617186　88617166
网址：http://www.cqup.com.cn
邮箱：fxk@cqup.com.cn（营销中心）
全国新华书店经销
重庆俊蒲印务有限公司印刷
＊
开本：890mm×1240mm　1/32　印张：5.125　字数：106 千
2023 年 4 月第 1 版　　2023 年 4 月第 1 次印刷
印数：1-4 500
ISBN 978-7-5689-3813-6　　定价：48.00 元

编 委 会

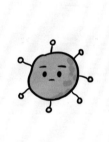

2020 年，世界卫生组织国际癌症研究机构（IARC）发布的全球最新癌症负担数据显示，乳腺癌新发病例数首次超过肺癌，成为全球最常见的癌症。由于男性乳腺癌患者不多见，所以大约 99% 的乳腺癌患者均为女性，迥异于拥有大量男性以及女性患者的肺癌。

我国人口基数大，癌症患者人数也远超其他国家，这给我国的医疗卫生事业带来了非常严峻的挑战。30 年前，我刚刚参加工作时，我国的医疗水平远不如现在，乳腺癌的死亡率、复发率比现在高很多。让我感到特别欣喜的是，这 30 年来，我国医疗技术不断发展，大量新技术、新药物被应用于乳腺癌的治疗，极大地改善了患者的预后；特别是随着国家经济的不断发展，越来越多的诊治项目被纳入国家医保，癌症患者的负担越来越小。令我印象非常深刻的是，乳腺癌靶向治疗药物"曲妥珠单抗"在 2018 年被纳入医保报销范畴，这让原本需要数十万元人民币才能完成的治疗顿时只需数千元便能进行。这给许多需要靶向治疗的患者及其家庭带来了希望，也在相当程度

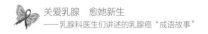

上提升了治疗效果。此外，随着新的化疗药物、靶向药物的研发，以及免疫治疗等疗法的逐渐成熟，我们可以很明显地看到乳腺癌的治疗效果越来越好。

虽然目前已经取得非常了不起的成就，但我还是特别痛心地看到，由于乳腺癌知识普及不到位，许多患者对相关的病症认识不足，导致有些患者前来就诊时肿块已经非常大，甚至出现了远处转移。正因为如此，我认为当务之急是将乳腺癌的相关知识告诉越来越多的人，让更多的人知道"早发现、早诊断、早治疗"，这也是重庆大学附属肿瘤医院乳腺肿瘤中心一直在做的事情。

本书共 10 个章节，从乳腺癌的认识讲起；再逐步科普乳腺癌的查体、影像学检查、病理学检查等诊疗流程，以及化疗、放疗、靶向治疗、内分泌治疗等治疗项目；最后讲述 10 个身边的小故事，希望大家保持健康、积极、乐观的心态，力求做到早诊早治，从而提高治疗效果。

2022 年 10 月

Chapter *1* 乳腺癌与我们的距离

Chapter *2* 如何精准发现"敌人"

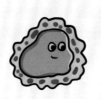

乳腺癌与我们的距离

1. 今昔之感——乳腺癌起源史

公元前 3000 年，古埃及尼罗河畔的一名医生在面对一种凶悍的疾病时束手无策：这种疾病以乳房上出现手能触及的肿块为主要表现，甚至还会出现破溃、流血、流脓等症状。

这位医生在莎草纸上的记载能够让我们一窥彼时的治疗方法：灼烧病变。但这种无异于炮烙之刑的治疗方法只会让患者在极度痛苦中死去。最终，这名医生无奈地写到：此疾病无治疗方法。

公元前 400 年，古希腊医学家希波克拉底（Hippocratis）也注意到了这种疾病。同时他发现，这些可能出现在身体绝大多数部位的肿块并不是规整的几何体：它们似乎有一些伸向远方的触角，看起来像一只螃蟹。希波克拉底用希腊语中的"螃蟹"一词给这种疾病取了名字：karkinos 或 karkinoma，又或 carcinoma。

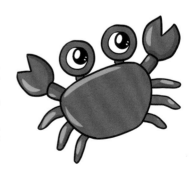

在我国古代，医者们也发现了乳腺癌的一些特性。东晋时期，葛洪在《肘后备急方》中记载，"石痈结肿坚如石，或如大核，色不变，或做石痈不消"，"若发肿至坚而有根者，名曰石痈"。又如南宋时期，陈自明在《妇人大全良方》中记载，"如熟石榴或内溃深洞，名曰乳岩"。

现代医学认为，乳腺上皮细胞在多种致癌因子的共同作用下，发生增殖失控后便可能发展成为乳腺癌。乳腺癌早期主要表现为乳房肿块，乳头溢血、溢液，腋窝淋巴结肿大等；晚期可发生远处转移，造成多器官功能衰竭，最终威胁患者生命。

根据乳腺癌细胞的特点，乳腺癌主要可分为非浸润性乳腺癌（小叶原位癌、导管原位癌和乳头湿疹样乳腺癌）和浸润性乳腺癌（非特殊癌、特殊癌）。

其中，非浸润性乳腺癌又称为原位乳腺癌，指的是癌细胞仅局限在乳腺导管上皮层，没有侵袭周围的组织；浸润性乳腺癌则是原位癌细胞突破基底膜后形成的，肿瘤浸润到周围组织，形状不规则，且具有破坏性。

目前，随着乳腺癌诊断及治疗手段的不断进步，乳腺癌死亡率已明显下降。原位乳腺癌如同一棵小树苗，很容易拔出来；浸润性乳腺癌如同根系繁杂的参天大树，很难彻底清除。因此，"早发现、早诊断、早治疗"是所有乳腺癌患者需要遵循的重要准则。

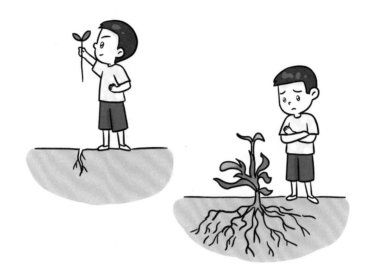

2. 命运齿轮——乳腺癌的命中概率

世界卫生组织国际癌症研究机构（IARC）发布的 2020 年全球最新癌症负担数据显示，2020 年全球新发癌症病例 1 929 万例，其中，乳腺癌新发病例达到 226 万例，首次超越肺癌病例数（220万），成为全球第一大癌症，约占新增癌症患者的 11.7%。

不仅如此，乳腺癌新发病例数远超女性其他癌症类型新发病例数（结直肠癌 87 万、肺癌 77 万、宫颈癌 60 万、甲状腺癌 45 万、子宫内膜癌 42 万、胃癌 37 万、卵巢癌 31 万），相当于癌症排名第 2—4 名的总和。

乳腺癌发病人数的快速增长，值得引起所有人的警惕。

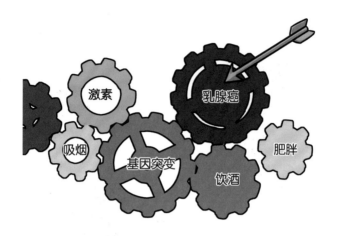

3. 危机四伏——乳腺癌的风险因素

早在 1713 年，意大利医生拉马兹尼（Ramazzini）就注意到，修女罹患乳腺癌的比例远远高于其他群体，他认为这可能与修女终生不婚不育的生活方式有关。这为随后癌症的"激素病因"假说提供了有价值的线索。

迄今为止，医学界公认的乳腺癌的几大危险因素包括以下几个方面。

（1）激素水平：由于过量的雌激素会促使乳腺导管上皮细胞反复增生，诱发癌变，因此，月经来潮时间早（小于 12 岁）、绝经晚（大于 55 岁）的女性乳腺癌的患病风险更高。而在哺乳期身体会分泌泌乳激素等保护性激素，有助于缩短雌激素的刺激作用时间，从而降低乳腺导管上皮细胞发生恶变的风险。

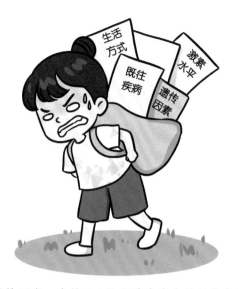

（2）遗传因素：大约 1/5 的乳腺癌患者的某位亲属也是乳腺癌患者，如果某位一级亲属、二级亲属罹患乳腺癌，那么本人患乳腺癌的概率将远比其他人高。

目前已经证实，BRCA1 和 BRCA2 基因突变以后，患乳腺癌的概率会大幅度提高，而且这种基因突变会遗传给下一代，这就是所谓的"癌症会遗传"的本质原因。美国著名电影人安吉丽娜·朱莉就因为被检测出 BRCA1 基因突变，在自身未罹患乳腺癌的情况下切除了乳房。当然，这一做法太过激进，目前我国尚未批准执行。

（3）生活方式：高脂高热量饮食、吸烟、饮酒、肥胖、缺乏锻炼、久坐、长期处于应激状态（工作压力大、情绪无常、抑郁、紧张等）、作息无规律等更容易罹患乳腺癌。其实，不仅是乳腺癌，这些也是其他多种恶性肿瘤的危险因素，除了诱发癌症，还会影响生活质量。

（4）既往乳腺疾病：部分乳腺疾病，如乳腺导管内乳头状瘤等良性疾病，或既往有乳腺导管或小叶不典型增生或小叶原位癌等病史，存在一定恶变的风险，因此，这类疾病也需要及时就医诊治。

4. 初见端倪——乳腺癌的常见症状及体征

俗话说，龙生九子，各有不同。乳腺癌的临床表现也是如此，不同患者起病之初可有不同的症状和体征，以下情况需多加重视，及时就诊。

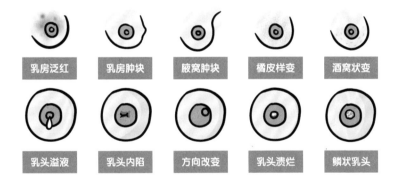

| 乳房泛红 | 乳房肿块 | 腋窝肿块 | 橘皮样变 | 酒窝状变 |
| 乳头溢液 | 乳头内陷 | 方向改变 | 乳头溃烂 | 鳞状乳头 |

（1）乳房肿块：这是最常见的临床表现，通常是一个肿块，偶有多个；摸起来较硬，形态不规则，边界也不甚清晰。

（2）乳房皮肤改变：出现酒窝征，橘皮样改变，皮肤红肿或溃烂，皮肤浅表静脉曲张，皮肤卫星结节等。

（3）乳头改变：乳头溢液、乳头内陷、方向改变、乳头糜烂等。

（4）淋巴结肿大：在病灶同侧的内乳区、腋窝或锁骨等部位可触摸到肿大的淋巴结。

5. 难言之隐——男性乳腺癌

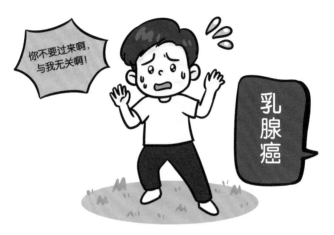

对于男性乳腺癌，很多人的第一反应是这怎么可能呢？但实际上，男性乳腺癌是真实存在的，只是因为它的发生率很低，只占所有乳腺癌患者的 0.5% ~ 1%，占男性恶性肿瘤的 1%，因此，很多人不曾知晓。

有的男性在发现自己的乳房长出奇怪的包块后往往会觉得难以启齿，不愿意去看医生。但其实人们研究男性乳腺癌的历史相当悠久：早在公元 14 世纪，英国外科医生约翰（John）就准确地描述了男性乳腺癌。

男性乳房除缺乏明显的乳腺小叶结构外，其余的解剖结构均与女性乳房类似，包括皮肤、脂肪和结缔组织、乳腺导管、乳头、乳晕等。与女性乳腺癌类似的是，男性乳腺癌病因也包括激素失衡（如睾丸创伤、肝硬化、服用导致激素失衡的药物等）、胸壁放疗及辐射性职业暴露、BRCA基因突变、性染色体异常等。

男性乳腺癌的主要临床表现包括以下几个方面。

（1）无痛性肿块。

（2）乳头异常（如乳头溢液、乳头内陷、结痂和回缩现象）、胸部皮肤改变（如胸部皮肤或胸肌有粘连现象）。

（3）腋窝淋巴结肿大等。

目前，男性乳腺癌的诊断和治疗主要参考女性乳腺癌进行。有研究表明，相同分期、相同年龄的男性乳腺癌预后好于女性乳腺癌。因此，早发现、早诊断、早治疗对男性乳腺癌患者至关重要。遇到类似的临床症状，请不要讳疾忌医，一定要及早去看医生。

6. 祸不单行——双侧乳腺癌

随着诊疗水平的进步以及人们对疾病预防意识的提高，一方面，越来越多的乳腺癌患者得以早发现、早诊断、早治疗，预后明显改善；但另一方面，人们也发现了越来越多的双侧乳腺癌患者。

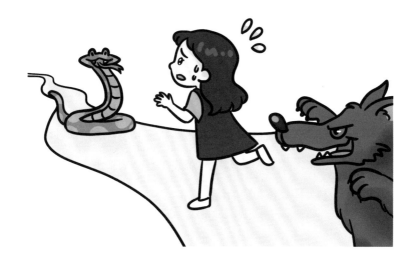

双侧原发性乳腺癌是乳腺癌的一种特殊表现类型，很多时候，患者由于摸到某一侧的乳房有包块，从而前往医院就诊，在完善检查时却发现另一侧的乳房也存在病灶。

1921 年，基尔戈（Kilgore）教授首次报告了双侧原发性乳腺癌，此后相关的研究报告逐渐增多。双侧乳腺癌的发病率占所有乳腺癌的 2% ~ 12%，包括双侧原发性乳腺癌和双侧转移性乳腺癌。若间隔在 6 个月以内发生，则称为同时性双侧乳腺癌，发病率为 0.3% ~ 3%；若间隔在 6 个月以上发生，则称为异时性双侧乳腺癌，发病率为 1% ~ 12%。

双侧原发性乳腺癌可在两侧的病理组织中分别找到原位癌成分，这是与转移性乳腺癌的主要不同点。单侧乳腺癌患者患对侧原发性乳腺癌的危险度是一般人群的 2 ~ 6 倍。双侧原发性乳腺

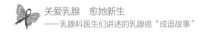
癌的危险因素包括以下几个方面。

（1）有明显的乳腺癌家族史。

（2）BRCA1 或 BRCA2 等基因致病性变异。

（3）有胸壁放疗及辐射史等。

由于双侧乳腺癌发病率低，国内尚缺乏大规模的前瞻性临床研究，目前的治疗主要参考单侧乳腺癌进行，未来还需要更多的研究以揭示其发病规律和预后情况。

7. 迟暮之年——老年乳腺癌

虽然不同的研究对老年乳腺癌的年龄界定存在一定差异，但通常认为 65 岁及以上的为老年乳腺癌。

乳腺癌是老年女性常见的恶性肿瘤之一，发病率及死亡率较高，严重威胁着老年女性的健康。老年乳腺癌通常具有惰性，也就是说，相比于年轻乳腺癌患者，老年乳腺癌的侵袭性较低，具有较好的生物学特征。然而，由于老年人对自己预期寿命有限、对不良反应的担心以及伴有其他基础疾病等，半数的老年患者并不能完成应有的辅助治疗，其预后反而相对较差。

目前的临床研究很少纳入 70 岁以上的女性，因此，针对这类特殊人群的相关临床研究数据及专门的诊疗指南非常缺乏。加之老年患者身体状况差异大，单纯以生理年龄来评估患者对抗肿瘤治疗的耐受性是远远不够的，也难以形成统一的疾病管理标准。

总的说来，针对老年乳腺癌制订治疗方案需要综合考虑患者的肿瘤负荷、身体状态、伴随疾病、营养状态、心理状态、社会支持和既往用药情况等。

激素受体阳性的老年乳腺癌患者，辅助内分泌治疗首选芳香化酶抑制剂，治疗期间应监测骨密度，必要时给予双膦酸盐干预。化疗方案的选择应综合考虑肿瘤的复发风险、一般状况及心脏功能，辅助化疗仍推荐标准的联合化疗方案，对于心脏意外事件风险高的患者，可选择非蒽环类化疗方案。HER-2 阳性患者推荐抗HER-2 靶向治疗联合化疗。

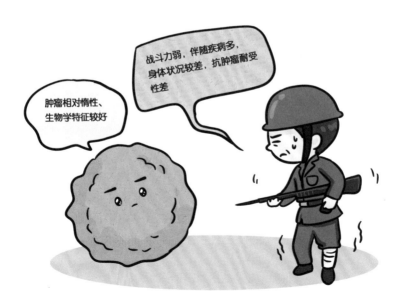

8. 防患未然——如何预防乳腺癌？

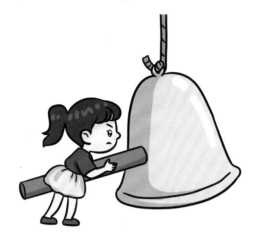

　　针对乳腺癌的高危因素，月经周期、激素水平、遗传因素等或多或少都不可控。但也有不少因素是可控的，那么，我们如何针对这些可控因素来预防乳腺癌呢？

　　（1）养成良好的生活习惯：既往研究已经证明，良好的生活习惯对保持身体的健康至关重要，也是我们能做到的远离癌症的最重要的一点。在这方面，我们可以坚持运动，积极锻炼身体；限制吸烟、饮酒；保证充足的睡眠，尽量不要熬夜；保持愉悦的心情，避免精神过度紧张。

　　（2）健康饮食：俗话说"病从口入"，事实上，普通人大多数时候接触到的致癌物质就是不健康饮食。因此，保持健康饮食、膳食平衡是预防乳腺癌的关键措施。常规的饮食包括碳水化合物、红肉、白肉、新鲜果蔬、维生素 D、不饱和脂肪酸、粗粮、细粮、豆制品、坚果等，生活中应尽可能均衡饮食，搭配适宜。

时常有人说，豆制品中含有大量雌激素，会刺激乳腺癌的发生。注意，这是不折不扣的谣言！豆制品中的雌激素是植物雌激素，可双向调节体内雌激素水平，对身体有益，因此，适当地摄入豆制品是有百利而无一害的。

（3）早发现、早诊断、早治疗："三早"是任何疾病预防、治疗的重中之重，越早发现，治疗效果越好，患者的预后也就越好。由于乳腺癌的高发年龄在 46～55 岁，因此，建议 40 岁以上的女性定期体检，好好照顾身体。需要特别注意的是，如果家族中有成员曾经得过乳腺癌或其他种类的肿瘤，那么从 30 岁开始就应该规律体检啦！

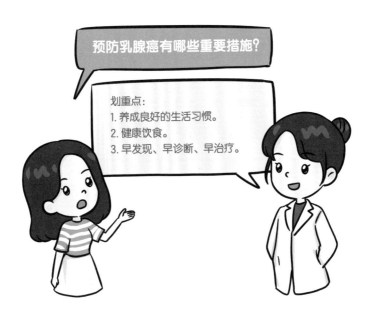

9. 火眼金睛——如何识别乳腺癌?

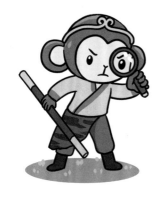

划重点: 乳腺癌的肿块常常是不痛的!

乳腺癌已成为女性发病率第一的恶性肿瘤, 因此, 广大女性同胞必须关注自己的乳房健康, 未雨绸缪, 防患于未然。若发现乳房异常情况, 如乳房肿块、乳头溢液、乳头糜烂、乳头回缩、皮肤凹陷或水肿等, 应及时到医院就诊并进行专科查体和相关的辅助检查。

(1)专科查体: 首先, 可帮助明确是否真的有肿块; 其次, 可帮助了解肿块的具体部位、大小、活动度、边界是否清晰等。

①乳房触诊: 检查者采用手指掌面进行触诊, 不要用手指挤捏乳房组织, 否则会将捏到的乳腺组织误当作肿块。应循序对乳房外上(包括腋尾部)、外下、内下、内上各象限及中央区做全面检查。先查健侧, 后查患侧。发现乳房肿块后, 应注意肿块大小、硬度、活动度, 表面是否光滑, 边界是否清晰。轻轻捻起肿块表面皮肤, 了解肿块是否与皮肤粘连。最后轻挤乳头, 了解有无溢液, 若有溢液, 依次挤压乳晕四周, 并记录溢液来自哪一乳管。

②腋窝触诊: 腋窝淋巴结分为4组, 应依次检查。检查者面

对患者,以右手触诊左腋窝,左手触诊右腋窝。先让患者上肢外展,以手伸入其腋顶部,手指掌面压向患者的胸壁,然后嘱患者放松上肢,搁置在检查者的前臂上,用轻柔的动作自腋顶部从上而下检查中央组淋巴结,然后将手指掌面转向腋窝前壁,在胸大肌深面检查胸肌组淋巴结。检查肩胛下组淋巴结时宜站在患者背后,触摸背阔肌前内侧。最后检查锁骨下及锁骨上淋巴结。

需要注意的是,无论是乳房触诊还是腋窝触诊,最好前往医疗机构接受专业医生的检查。普通人有时候容易将正常的乳腺腺体误认作肿块。

(2)专科检查:乳腺钼靶、乳腺彩超、乳腺磁共振等检查有助于初步判断肿块的良恶性,若疑为恶性,还需进行病理穿刺以便进一步明确诊断。

10. 迎难而上——如何应对乳腺癌?

回溯20世纪中期,人们普遍认为"没有疾病就是健康";至1977年,世界卫生组织将健康的含义确定为"不仅仅是没有疾病和身体虚弱,而且也是身体、心理和社会适应的完满状态";到20世纪90年代,健康的含义加入了环境的因素。

1977年,美国纽约州罗切斯特大学的恩格尔(Engel)教授提出了生物—心理—社会医学模式,表明疾病同时与生物、心理以

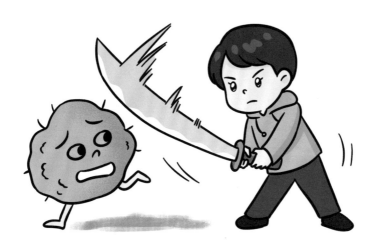

及社会因素息息相关。我国中医"七情理论"包括喜、怒、忧、思、悲、恐、惊，当这 7 种情志比较激烈或过度时，可导致阴阳失调、气血紊乱而诱发疾病，例如，长期处于紧张情绪中的人易患高血压和胃溃疡。现代医学也表明，情绪、态度和处理问题的方式均强烈地作用于免疫系统，换言之，疾病与个人的心理状态密切相关。

当确诊为乳腺癌后，既定的生物或者生理状态已很难改变，但患者可以做到的是保持良好的心态，积极获得亲人和朋友的支持，规律作息，健康饮食，这些举措对疾病的治疗和康复都是有利的。

乳腺癌是预后相对较好的一种恶性肿瘤，特别是早期乳腺癌，在完成了手术和综合治疗后，患者可以像正常人一样生活，回归社会和家庭，向阳而生。即使是晚期乳腺癌，因目前的治疗手段较多，综合治疗也可延长患者的寿命，改善生活质量。因此，乳腺癌患者要树立战胜病魔的信心，迎难而上，同时阳光积极的生活态度也在一定程度上有利于疾病的控制。

Chapter 2
如何精准发现"敌人"

1. 自查自纠——乳房自检

乳房自检包括视诊（看）和触诊（摸），应在明亮的光线下检查，以免遗漏轻微的皮肤变化。

视诊时，脱去衣服，面对镜子，双手叉腰，观察乳房是否对称，是否有局部变形、凸起、凹陷、红肿或糜烂。触诊时，取坐位或平卧位，请勿抓捏乳房，五指并拢，用手指指腹从外侧至内侧顺时针或逆时针依次触摸，检查是否有肿块或疼痛，最后，双手合拢，用掌根适当地用力挤压，检查乳头是否有液体溢出，若有，注意观察液体的颜色。

对于月经正常的妇女，月经来潮后第 9 ～ 11 天是乳腺检查的最佳时间，此时雌激素对乳腺的影响最小，乳腺处于相对静止的状态，容易发现病变。

自 20 世纪 50 年代起，欧洲、大洋洲和北美洲的部分国家开始支持女性每个月进行乳房的自我检查。然而，20 世纪 90 年代的调查显示，并没有太多女性愿意按时进行乳房自检，即使在女医生中，这一比例也很低，只有21%的美国女医生报告每月检查乳房。

调查显示，大多数女性不检查乳房的原因是焦虑。由于没有经验的女性容易在自检中将正常的乳腺腺体与肿瘤包块混淆，从而引发不必要的紧张情绪。还有研究结果显示，定期进行乳房自检的和没有进行乳房自检的两组，因乳腺癌死亡的比例和累计死亡率几乎相同。因此，自检只能帮助患者第一时间发现问题，但若要进一步明确，还需专科医生检查。

2. 声波迷踪——彩超检查

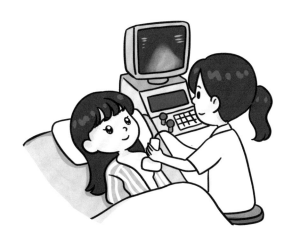

人们对声音的研究以及利用古已有之，19世纪后期，医学家、物理学家开始尝试将超声波引入医学，20世纪40—50年代，路德维希（Ludwig）等人的研究以及实践证实了超声波在临床检查

中所拥有的巨大潜力，20 世纪 70—80 年代，人们通过对换能器和超声波机器进行多次改进，改善了超声波图像，推进了超声波在医学上的应用。

常规检查采用彩色多普勒超声仪，超声探头和频率的选择原则是在保证足够探查深度的前提下，尽量提高频率，从而保证超声图像的分辨率。正常乳腺的声像图由浅入深依次对应：皮肤、浅筋膜和皮下脂肪、乳腺腺体以及腺体与皮肤之间的库柏（Cooper）韧带、深筋膜、胸肌及肋骨。

目前，乳腺超声检查报告通常借用时钟的数字表示肿块的大概位置，方便医生结合超声了解肿块的具体位置以及进行更多的操作，如穿刺等。

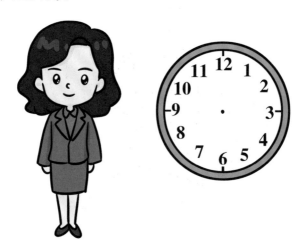

例如，以下是一份较为常见的超声报告描述：右乳乳头外上方 10 点，距乳头 30 mm 处腺体表面探及弱回声，大小为 12 mm ×

11 mm，形状规则，纵横比接近1，边界清楚，边缘光整，形态规则，内部见散在强回声，后方声影不明显，彩色超声未见明显异常血流信号。超声提示：双乳增生伴左乳实质占位性病变（BI-RADS 3类），可能为良性病变，建议短期随访或复查。

这样的一份报告提示医生：

（1）在患者右乳外上象限处10点位置距离乳头30 mm处有一大小约12 mm×11 mm的肿块。

（2）结合形状（规则）、纵横比（接近1）、边界（清楚）、边缘（光整）、回声模式、血管评估等，综合判断该病变属于BI-RADS 3类，可能为良性病变。

（3）治疗建议：短期随访或复查。

3. 伦琴往事——钼靶X线检查

1895年深秋的一天，德国物理学家伦琴（Röntgen）意外发现了一种未知的射线，这种射线具有一定的穿透能力，可以轻松穿透玻璃、木头、书本，甚至人体的血肉，但会被骨骼、金属等物质挡住。

伦琴确信他发现的是一种从未被前人报道过的射线，由于他还不清楚这种射线的本质，于是以未知数的符号"X"命名，X射线的名字一直沿用至今。

彼时，用一种无创的方式探索人体内部的奥秘一直是医学界的追求。由于新发现的 X 射线可以穿透人体皮肤，很快便引起了医学界研究人员的注意，这就是现在我们都听说过或接触过的"X 射线检查"。

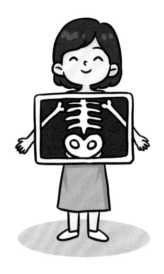

在乳房检查时，医生们会提到一种叫做"钼靶"的检查，这和 X 射线检查有什么联系呢？普通的 X 射线机器，球管的阳极靶面是钨，产生波长为 0.008 ~ 0.031 nm 的射线。这种射线波长短，但是穿透力强，常规的 X 射线检查就是使用的这一类射线。但如果将靶面材料更换为金属"钼"，产生的射线波长就是 0.063 ~ 0.071 nm。这种射线波长较长，穿透力弱。

乳腺钼靶检查本质上就是一种 X 射线检查，只不过钼靶摄影装置较特殊，产生的射线波长恒定、波长较长、穿透力较低、强度大、单色性强、对比度高，对乳房这种软组织的分辨极为敏感，配合质量好的胶片可以获得非常清晰的乳房 X 射线摄影。其中的腺体、导管、皮肤、脂肪以及肿块、钙化灶等都可以一览无遗。

4. 质子跳动——核磁共振检查

许多年以前，当人们第一次听到"核磁共振"这个名字的时候，很多人都会认为名字里带有"核"与"核辐射""核爆炸"等相关，不免对其产生恐惧。但事实上，核磁共振的英文名字 Magnetic Resonance Imaging（MRI）告诉我们，这项技术的重点在于"磁"而不是"核"，其物理基础是核磁共振（Nuclear Magnetic Resonance，NMR）理论。

早年间，由于这一技术不成熟，使用条件极为苛刻，难以大范围推广。直到 20 世纪 70 年代，科学家们改进了技术以及算法，使核磁共振技术逐步成熟。从 1973 年开始，研究人员逐步尝试并越战越勇，最终荷兰中心实验室的研究团队于 1980 年年底获得了第一幅人类头部核磁共振图像。

由于人体组织大部分为水（H_2O），因此，目前医学领域主要是依据氢原子（H）进行检测，最终自旋弛豫释放的能量通过计算机分析形成可视化图像。由于人体不同组织含水量不同，氢含量也不同，因此，最终形成的图像颜色也不相同。有经验的放射科医生可以通过组织间以及组织内的不同颜色判断是否存在病变。

短短几十年，磁共振成像从最开始仅用于实验研究，到今日成为四大常规影像学检查之一。相较而言，磁共振成像因其分辨率高、无辐射、无损伤等优势，对于某些组织的检查有着不可替代的作用。

5. 各从其类——BI-RADS 分类

20 世纪 70 年代以来，随着乳腺影像学检查的大规模应用，尤其是钼靶 X 射线检查的增加，部分医疗人员认识到当时的报告通常包含难以理解的描述和模棱两可的建议。

为了解决这一问题，美国放射学会于 1986 年召集了一个由放射科医生、医学物理学家、美国食品和药品监督管理局（FDA）代表等组成的委员会，对乳房 X 射线检查报告结果进行了有意义的描述和建议。

基于此，美国放射学会草拟了一份乳房 X 射线检查报告和管理的指导方针，"乳房成像报告和数据系统"（Breast Imaging Reporting And Data System，BI-RADS）横空出世。此后 BI-RADS 历经数次修改、增订，目前已成为全球范围内使用范围最广泛的影像学评估系统。BI-RADS 以其易懂、标准化的语言传达影像学发现，成为放射科医生与临床医生沟通的工具，同时也有助于临床医生对患者给出适当的评估和建议。

BI-RADS 包含以下几类。

（1）0类：不能完全评估，无法推断恶性或者良性可能，需进一步检查。

（2）1类：阴性，未发现明显异常，定期体检即可。

（3）2类：包块为良性，定期体检即可。

（4）3类：包块是恶性的可能性小于2%，需要进一步检查，或者每6个月进行乳房检查。

（5）4类：包块是恶性的可能性为2%～95%，需要接受病理学检查。该类又可具体细分为三类，即4a：2%～10%的可能性为恶性；4b：10%～50%的可能性为恶性；4c：50%～95%的可能性为恶性。

（6）5类：包块是恶性的可能性非常高，超过95%，需要接受病理学检查。

（7）6类：包块经过病理学检查已经确诊为恶性，需要接受后续治疗。

6. 尘埃落定——病理检查

临床医生与患者沟通时，通常会提到一种叫"病理检查"的检查方式，并且会说患者后续的治疗方式都需要依据病理检查结果而定。那么，什么是病理检查，怎么做病理检查呢？

（1）什么是病理检查？

病理，就像物理是万物运行的原理一样，药理是药物运作的原理，望文生义，病理自然就是疾病发生发展的原理。病理学是一门研究人体疾病发生的原因、发生机制、发展规律以及疾病过程中机体的形态结构、功能代谢变化和病变转归的基础医学科学。病理学一直被视为基础医学与临床医学之间的"桥梁学科"。

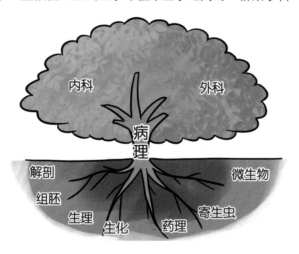

由于病理学诊断在疾病定性过程中具有重要的地位，因此，通常将病理学诊断作为疾病诊断的"金标准"，病理医生也一直被称为"医生的医生"。

（2）怎么做病理检查？

细胞病理学认为，疾病的根源是细胞发生改变，因此，要探明疾病病因就必须借助显微镜观察细胞是否正常。

要想清楚地看见目标物体的显微结构，就必须让光线顺利透过目标，穿过显微镜。因此，患者接受穿刺活检、手术等操作后，取下的病变组织将被送往病理科。由于标本本质上就是一团肉或者一堆细胞，

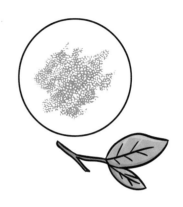

不可能直接放在显微镜下观察，因此，必须先切成薄片，这样我们就能大致地看清楚细胞的结构、轮廓等。

但这样依然是不够的，仅仅是切片后的组织在显微镜下看起来宛如黑白相片，因而接下来还需要进行染色，最终才能形成病理医生手中的切片，从而进行病理诊断。

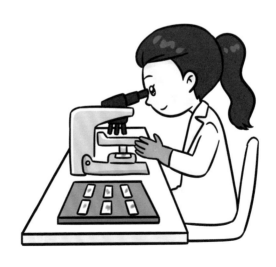

7. 分门别类——乳腺癌的分子分型

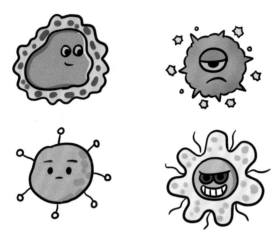

　　乳腺癌是一类具有高度异质性的疾病，组织形态、免疫表型、生物学行为都存在极大的差异，即使患者具有相同的组织学类型和病理分期，但如果其分子分型不同，疗效和预后也会大相径庭。

　　2000 年，佩鲁（Perou）等人首次提出乳腺癌分子分型，即根据患者雌激素受体（ER）、孕激素受体（PR）、人表皮生长因子受体 -2（HER-2）表达水平将乳腺癌分为管腔型乳腺癌、基底细胞样型乳腺癌、HER-2 过表达型乳腺癌。

　　2013 年，圣加仑会议上，众多专家共同制定了乳腺癌分类标准，即根据 ER、PR、HER-2、Ki67 蛋白表达水平将浸润性乳腺癌分成 Luminal A 型、Luminal B 型、HER-2 过表达型和 Basal-like 型（三阴型）。其中，Luminal A 型和 Luminal B 型也称为激素敏感性乳腺癌或激素依赖性肿瘤，其发病率约占所有乳腺癌的 75%，除手术、化疗、放疗等治疗手段外，还可以使用针对激素受体的内分泌治疗，例如，三苯氧胺、药物性去势或手术切除卵巢去势、阿那曲唑、来曲唑、依西美坦、氟维司群等；而 HER-2 过表达型主要使用针对 HER-2 受体的靶向治疗，例如，曲妥珠单抗、帕妥珠单抗、吡咯替尼等；Basal-like 型目前尚无特异性靶点，因此，主要依赖化疗，是治疗的难点之一。

8. 稍纵即逝——乳腺癌的临床分期

患者拿到病理检查报告后，最关心的问题之一莫过于是肿瘤进展到了哪一步，是早期、中期，还是晚期。对于临床医生而言，判断肿瘤的分期有 3 个关键指标，分别是 T（原发肿瘤大小）、N（淋巴结情况）、M（有无远处转移）。根据肿瘤的 TNM 情况，可进一步将肿瘤分为 0、Ⅰ、Ⅱ、Ⅲ、Ⅳ期。

（1）0 期（原位癌）。

（2）Ⅰ期：根据淋巴结中有无小的癌细胞群（> 0.2 mm 且 ≤ 2 mm），可分为ⅠA 期和ⅠB 期。

（3）Ⅱ期：根据淋巴结受累及情况不同，可以分为ⅡA 期和ⅡB 期。

（4）Ⅲ期：根据肿瘤大小、皮肤或胸壁受累及情况，淋巴结受累及个数，又可以分为ⅢA 期和ⅢB 期、ⅢC 期。

（5）Ⅳ期：已发生远处转移的乳腺癌。

总的来说，期别越高，预后越差。因此，一旦发现，不要拖延，治疗的时机稍纵即逝，及时抓住治疗的钥匙才能打开希望之门，越拖延越容易将期别从早期拖成晚期。

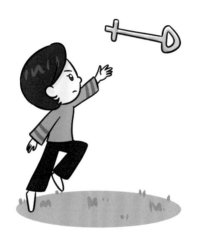

9. 防微杜渐——隐匿性乳腺癌

"医生，我明明就是腋下有个包块，为什么要让我去检查乳房？"有时候患者可能不理解这种做法，并认为这是一种过度检查。其实，这很可能是一类被称为"隐匿性乳腺癌"的疾病。

隐匿性乳腺癌是一种少见的特殊型乳腺癌，主要表现为腋窝淋巴结转移，但临床检查以及影像学检查都没有发现乳腺存在病变。换句话说，这个类型的乳腺癌在发病初期，乳腺中的癌细胞还没有增殖形成肿块的时候，就已经转移到了腋窝淋巴结，并在此生根发芽。目前文献报道这种类型的乳腺癌占比不到1%。

虽然隐匿性乳腺癌较为特殊，但其病理本质上与普通的乳腺癌并没有任何区别。因此，针对这一类疾病的治疗方式也与普通乳腺癌没有差异，即主要通过手术切除患侧乳房以及腋窝淋巴结，根据术后病理检查结果酌情采用化疗、内分泌治疗及靶向治疗。虽然隐匿性乳腺癌是一类特殊的疾病，但通过积极预防、"早发现、早诊断、早治疗"等方式，我们仍可以将其控制住，将其扼杀在疾病的最早期。

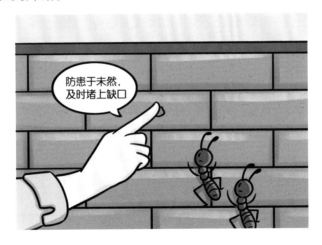

10. 十万火急——炎性乳腺癌

炎性乳腺癌是一种罕见的特殊型乳腺癌，从外表看上去就像是急性炎症，主要表现为乳房皮肤红、肿、热、痛等，也容易被误诊为急性乳腺炎。然而，这种疾病在经过病理诊断后可以明确发现癌细胞，而此时，多数患者已经出现淋巴结转移。这种被称为"炎性乳腺癌"的疾病一旦发生，病情急，病程进展快，预后差，因此，需要格外警惕。

急性乳腺炎和炎性乳腺癌的临床表现主要有如下几个方面的区别。

（1）急性乳腺炎：皮肤呈鲜红色，并呈凹陷性水肿；病程偏短，可出现化脓症状；经抗炎治疗后便能好转。

（2）炎性乳腺癌：皮肤为暗红或紫红色，皮肤水肿呈橘皮样外观；使用抗菌治疗后无效；部分患者可扪及乳房包块，肿瘤边界不清，腋下可触及肿大淋巴结。

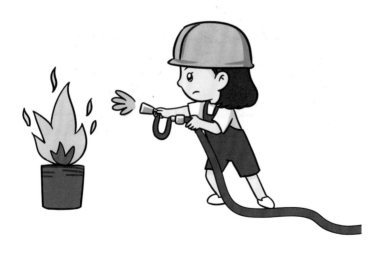

Chapter 3

初来乍到，认识你的"盟友"

1. 知己知彼——关于您的知情权

第二次世界大战期间，发生了在战俘和平民身上进行活体实验的事件，残害了许多无辜的生命。战后医学界人士正视人类医学史上的这种罪恶，郑重提出了《纽伦堡法典》，在宣言中特别强调了患者的知情权：医生应尊重患者的权利，知情同意既是医生的义务，也是患者的权利。

电视剧里经常会出现这样的画面：患者被诊断为癌症后，全

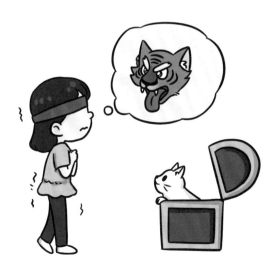

家人都选择隐瞒，然后患者自己只能通过各种小细节或者其他人的表现去猜想或拼凑出自己的病情，到最后患者想象的情况可能比实际的更为严重。

但是，这种方式往往是不可取的。有民事行为能力的患者，有权了解医生即将对自己采取的医疗措施、主管医生的情况、总的治疗方案、费用以及他们可能有哪些选择等。俗话说，知己知彼，百战不殆，想要战胜乳腺癌，首先应先认识乳腺癌。

乳腺癌是预后相对较好的恶性肿瘤，其治疗时间相对较长，例如，雌激素受体阳性的早期乳腺癌患者术后需要口服至少 5 年的内分泌药物。但药物毕竟要作用于患者身上，不同的药物有不同的副作用，因此，在充分了解药物的疗效和副作用后，让患者自己选择治疗药物，这样患者可以更好地配合和坚持服药。

2. 众说纷纭——治疗，我该听谁的?

随着信息化时代的到来，生活变得越来越便捷，不同来源的信息纷繁复杂，民间传言、电视广告、报纸杂志、网络信息、病友经验等，往往说法不一，让人难下决断。

俗话说，病急乱投医，在患者感到脆弱和焦虑的时候，如果有人告诉她，有一种药物或者偏方可以治好乳腺癌，那她就很有可能深信不疑并愿意为此花费高额的费用。我们在临床中遇到过

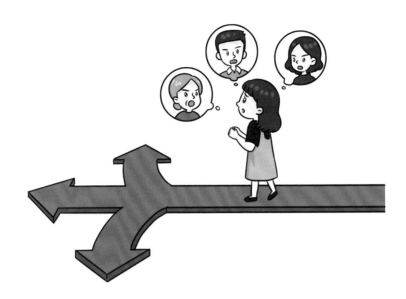

太多这样的例子，如乳房按摩、练气功、高温熏蒸乳房、外敷或服用成分不明的草药等，五花八门、层出不穷。

但救命稻草始终只是稻草，无法真正救人，而尝试这些方法的结果往往是耽误了治疗的最佳时机，患者的乳房肿块往往由小变大，局部乳腺逐渐变得红肿甚至出现皮肤破溃，从早期拖成晚期。

一种疗法有效的特征之一是可重复性，也就是说这种方法被不同的医院和不同的医生用于不同的患者却可以产生类似或稳定的疗效。根据目前的医疗水平，靠正规的手术、化疗、放疗、免疫治疗、靶向治疗、内分泌治疗等才能真正控制乳腺癌，越是正规的医院，越不会说"神药包治百病、百分之百治好、立竿见影"这样的话。

因此，患者一旦被确诊为乳腺癌，治疗上建议听从乳腺专科医生的意见，因为专科医生采用的治疗方法往往都是经过长期临床实践检验出来的目前最有效的治疗方案。

3. 并肩作战——医生都有哪些"套路"？

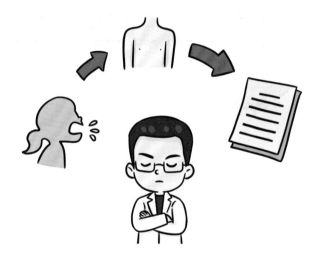

医学是扎根于多学科之中的科学，医学历史悠久，伴随人类活动而产生，同时又依赖社会和技术的发展而不断进步。医学是一种理论和实践相结合的科学，世上本无神医，大多数的医生都是站在前人的肩膀上先学习理论知识，然后再在临床实践中不断积累经验的。

医生诊断疾病，通常需要 4 个步骤：收集资料、整理分析、逻辑推理、明确诊断。

首先，收集患者的主诉及现病史，如疾病的表现、发展经过、处理过程、变化情况等。然后，进行体格检查，包括视、触、叩、听 4 个步骤，以便尽可能全面地发现病症。由于不同疾病可能会表现出类似的症状和体征，因此，通过上述操作，往往不能直接给出诊断。

在初步得出可能是哪几种疾病后，医生将结合辅助检查如血常规、血生化、心电图、心脏彩超、CT 等进行进一步鉴别，在整理、分析了上述结果后，医生将进行逻辑推理，给出最可能的疾病诊断。如果考虑是恶性肿瘤，还会通过活检取出病变组织，进行病理检查以确认诊断。

1. 忠言逆耳——要听护士的话

护理是一项十分古老的职业——最早在公元前 250 年左右，古印度就建立起早期的护士训练学校，尽管受训的人并不多，且全部是男性，但依然培养出了从事照护工作的专业人员。到 16 世纪，护理工作中开始出现女性角色，此时，男性护理人员主要负责照顾隔离患者，如麻风病患者、精神病患者等。从工业革命后期到 19 世纪初，女性逐渐成为承担护理工作的主要人员。

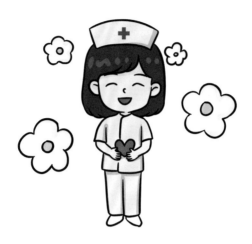

护理工作繁多复杂，工作内容包括入院宣传教育、出院指导、安全提示、医嘱执行、穿刺输液、生命体征测量、状况观察、医疗废物消毒和销毁、异常报告以及其他必要的日常护理活动等。可以说，如果没有护士，就无法真正完成一个患者的诊疗，因此，患者在治疗期间，应尽量听从护士的安排。

以乳腺癌化疗患者为例，护士会在治疗期间帮助评估患者焦虑、恐惧程度，讲解化疗中可能出现的反应，消除患者对化疗的心理障碍。同时，护士还会评估选择适合输液的血管，并在输液过程加强巡视，一旦发现药液外渗，就会立即停止输液，及时处理。除此以外，护士还要密切观察患者的生命体征，发现异常立即通知医生，停止化疗，观察药物反应和效果。由此可见，护士的工作是保障患者生命安全的重要环节，积极配合护士的工作，有利于患者顺利地完成治疗，也有利于患者早日康复。

5. 相亲相爱——家属表达爱的正确方式

由于乳腺癌疾病自身的特殊性，患者将承受来自肿瘤本身以及手术后乳房缺失的双重打击；在治疗期间，她们还会经历药物副作用带来的不适；在康复期间，她们又会面临肿瘤可能出现复发转移的压力。

在这种时候，患者是脆弱的，需要家人的陪伴和支持。作为丈夫，可以给予患者更多的理解和情绪的发泄；作为父母，可以给予患者更多的关爱和细心的照顾；作为子女，可以给予患者更多的支持和精神安抚。

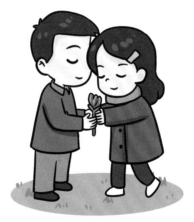

研究表明，癌症患者对家属的表情、态度以及举止都非常敏感。家属的恐惧和焦虑情绪非常容易影响患者，因此，作为家属，应首先调整好自己的心态，然后努力给患者创造一个良好的治疗环境并提供精神支持。

6. 同病相怜——我的病友们

花要叶扶,人要人帮。乳腺癌患者从疾病确诊到手术、化疗、放疗完成一般需要半年时间,如需要靶向治疗,则需要一年左右的时间,如需要内分泌治疗,则还需要 5 年甚至更长时间的坚持服药。

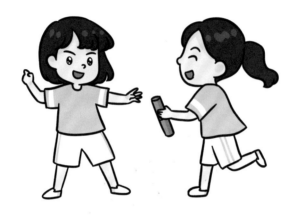

在治疗期间,患者对疾病的治疗和预后会存在很多疑问,在医生无法随时回答患者疑问或者家属有时不在身边的时候,与病友沟通,互相鼓励,可能是一种很好的疏解情绪和解决问题的方法。

不同年龄、不同性别、不同地域、不同种族、不同社会角色的个人,可能会因为得了相同的疾病、住在一个病房里而结交成朋友。但其实每个人对疾病的认识都是不一样的,因此,我们鼓励一些乐观向上、对乳腺癌的诊疗有基本了解的病友去积极分享治疗经历和感悟，帮助情况类似的病友正确认识乳腺癌，面对疾病，最终战胜疾病。

7. 柳暗花明——临床试验真的是当小白鼠吗？

相信很多人都看过 2019 年上映的电影《我不是药神》，这部电影当时不仅火遍了朋友圈、电影界，同时还触动了很多人的心弦，引起了全社会一系列的反思。电影里面的救命药的原型是格列卫（伊马替尼），在格列卫诞生前，只有 30% 的慢性髓性白血病患者能在确诊后活过 5 年，而格列卫将这一数字提高到了 89%，并且在 5 年后，依旧有 98% 的患者取得了血液学上的完全缓解。

一个如此神奇的药物的出现，其实需要一个非常漫长的过程，也许十几年，也许几十年甚至上百年，期间的研究费用也是非常高昂的，就像一株珍稀植物，可能需要很多年或者很多人的精心培育方能开出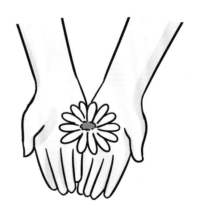美丽的花朵。我们不了解的临床试验，其实正是整个药物或者说器械研发中最漫长、最昂贵的过程。虽然我们无法保证每一个患者都能从临床试验中获益，但是，在患者不堪身体重负、感到绝望的时候，临床试验或许就是一个新的希望。

我国临床试验的起源，可以追溯到宋朝，当时就有这么一段描述，相传"欲试二人同走，一含人参一空口，各走三五里许，其不含人参者必大喘，含者气息自如"。此段描述说明我们的祖先在很早以前就已经开始了临床对照研究。

关于临床试验，不少人都有认识误区，比如，临床试验是让患者充当小白鼠；临床试验是使用未上市的新药，所以很危险等，其实这些都是不正确的。药物在进入人体临床试验前，会经过系统的临床前研究，如细胞试验、动物试验等，保证研究药物在临床应用中的相对安全性；每个试验方案的设计都要求合理、严谨，而且每一个临床试验的开展，都必须经过伦理委员会审核、批准后方可实施，充分保障了受试者的权益。在整个实施过程中，还会有专业的医疗团队在开始前对受试者进行综合评估、在开始后进行严密监测，若受试者自觉疗效不佳或不能耐受药物，也可随时退出。

目前，大部分临床试验都是使用"标准疗法"（目前已有的最佳治疗方法）做对照，目的是验证试验药物是否优于现有的传统药物。因此，参加临床试验对受试者来说，既可以节省费用，也可以接受标准、正规的治疗，甚至可能有机会用到疗效和机制更优的药物。

8. 排忧解难——如何面对心理问题?

希波克拉底曾经说过，了解什么样的人得了病，比了解一个人得了什么病更为重要。患者角色是一种社会角色，当一个人被确诊患有疾病时，就具有了患者身份，在心理和行为上会随之发生变化。生病时，患者往往容易将注意力由外部世界转向自身的体验和感受，此时，感知会具有一定的指向性、选择性、理解性，在集中关注本身的功能状态的情况下，人对各种症状的敏感度都会增强，并常常伴有焦虑、恐惧、抑郁、孤独、依赖、愤怒、否认、猜疑、自我概念变化与紊乱（例如，出现自尊心和自信心下降、自我价值感丧失）等。

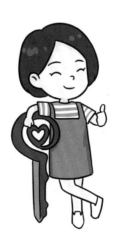

乳腺癌是一种预后较好的恶性肿瘤，在接受正规治疗后患者常可以获得较长的生存期。因此，首先，患者应尽快适应医院环境，

建立良好的医患关系和病友关系；然后，要树立战胜疾病的信心，积极面对，向周围的人适当地表达自己的感受，正确评价自己，改变不正确的思维模式，最重要的是，在面对挫折时，勿钻牛角尖，变通地看待问题，逐渐接受自我，重拾生活信心。

9. 戒骄戒躁——如何调整负面情绪?

心理学上把焦虑、紧张、沮丧、痛苦、悲伤等情绪统称为负面情绪，此类情绪体验是不积极的，长期累积有可能对身心造成伤害。乳腺癌患者若出现负面情绪，可能会使治疗依从性降低，同时可能抑制免疫系统的正常工作，引起全身状况的恶化，影响患者的治疗效果和身体康复。因此，患者在治疗乳腺癌的同时，

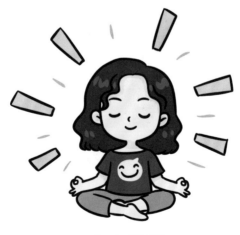

内心平和

需要有意识地调节自己的负面情绪，保持心理健康。

培养以下 7 个思维习惯，有助于改善负面情绪。

（1）接纳自己：每个人都是不完美的，客观评价自己，不要自我否定或自我贬低。

（2）多角度看待问题：不固执，不极端。

（3）分散注意力：可将注意力转移到能够解决问题的行动上或能让自己愉悦的事情上。

（4）接受现实：分清楚什么可控什么不可控，接受不可控事实，积极改变可控因素。

（5）放弃完美主义：允许自己犯错，适当妥协。

（6）辩证地看问题：尝试从不好的事情去看到好的一面，转弊为利。

（7）活在当下：珍惜每一天。

10. 不主故常——如何调整生活习惯?

研究表明，乳腺癌的发生与以下不良生活习惯有关。

（1）吸烟和饮酒：烟草内含有的尼古丁等多种致癌物质会对乳腺上皮细胞等产生持续刺激，使其发生反复的细胞损伤与自我修复，最终引起细胞癌变。酒精可刺激脑垂体前叶泌乳素的分泌，而泌乳素与乳腺癌的发生有关。

（2）肥胖和饮食：肥胖是各种肿瘤和心血管疾病的主要诱因之一。研究表明，体重指数在 29 kg/m^2 以上的人群，患乳腺癌的风险是正常人的 2.1 倍。其次，长期的高热量、高蛋白质、高脂肪饮食，如饮食油炸、高脂食物，将增加乳腺导管上皮细胞对雌激素的敏感性，诱导乳腺癌的发生。

（3）熬夜：长期的夜间睡眠不足、睡眠颠倒等，将导致体内的褪黑素分泌减少，雌激素分泌增加，使乳腺癌的患病率显著提高、复发风险显著增加。

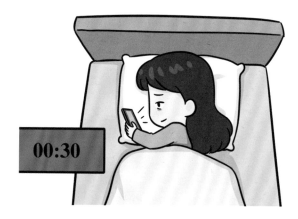

对于乳腺癌患者来说，养成良好的生活习惯有利于病情的好转，患者可以从以下几点做起。

（1）戒烟戒酒。

（2）建立合理的饮食结构，控制体重。

（3）积极锻炼，提高免疫力。

（4）养成规律的作息习惯，保证充足的睡眠。

Chapter 4

关于手术的那些传闻

1. 开门见山——肿块穿刺会造成肿瘤扩散吗?

　　在影像学检查(彩超检查、X 射线检查)的辅助定位下,使用穿刺针刺穿皮肤,深入病变所在部位,取少量病变组织送病理学检查,为制订最终的治疗方案提供基础——这便是乳腺肿瘤穿刺活检。

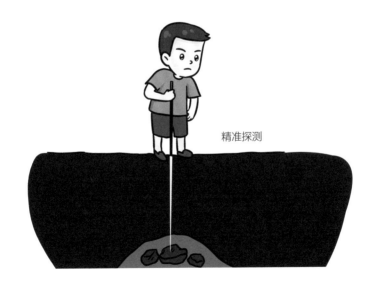

精准探测

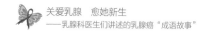

有的患者听说要做穿刺活检时，不免疑虑，穿刺不会造成肿瘤细胞扩散吗？

我们先来了解肿瘤细胞可以通过什么方式扩散。

目前认为，肿瘤细胞的扩散方式包括：沿着血液循环播散——血行转移；沿着淋巴管转移——淋巴转移；肿瘤侵袭相邻的组织——直接浸润；因为某种原因来到其他地方，就像蒲公英播种一样——种植转移。

由此看来，穿刺确实有可能让肿瘤细胞转移。但同时，肿瘤细胞的存活需要满足特定的条件，如果穿刺后病理活检确诊为恶性肿瘤，在短时间内（一般不超过3个月）接受手术、化疗等治疗，那么即使肿瘤细胞进入并种植于穿刺针道，也会被一并清除。所以，只要及时接受后续的治疗，穿刺是不会造成肿瘤细胞扩散的。

2. 斩草除根——乳腺癌手术方式有哪些？

在古代，乳腺癌的治疗充满了暴力：火烤、钳夹、刀割……酷刑般的血腥治疗往往让患者承受了极大的痛苦，治疗效果也一言难尽，这种状况直到19世纪才得以改善。

19世纪90年代，现代外科学之父霍尔斯特德（Halsted）根据前人的经验，提出手术切除范围应该包括肿瘤在内的全部乳腺组织、周围皮肤和部分正常组织，以及区域淋巴结和胸部肌肉组织，霍尔斯特德发明的手术方法在此后半个世纪里都是乳腺癌手术治疗的主流方式。

20 世纪 50 年代，人们逐渐探索出 Patey 术式（切除患侧乳房、胸小肌及同侧腋窝淋巴结，保留胸大肌）以及 Auchincloss 术式（切除患侧乳房及同侧腋窝淋巴结，保留胸大小肌）。以上两种方式统称为乳腺癌改良根治术。

20 世纪 70 年代以后，以韦罗内西（Veronesi）和费舍尔（Fisher）为代表的学者纷纷提出针对早期乳腺癌应该进行更小切除范围的手术，即只切除乳腺肿瘤并清扫腋窝淋巴结，加做化疗、局部放疗等。这一术式后来被人们称为保乳手术。

研究发现，改良根治术以及保乳手术的术后生存率、肿瘤复发率等与霍尔斯特德发明的根治术并没有显著差别。大量临床研究也都证实了改良根治术以及保乳手术的可行性。因此，乳腺癌改良根治术以及保乳手术至今依然是乳腺癌手术治疗的主流。

1971 年，斯诺德曼（Snvderman）和格思里（Guthrie）通过将早先研制的乳房假体置入胸部，达到乳房切除术后再造的目的，这便是沿用至今的乳房单纯假体重建术。这一术式操作很快得到了推广。目前，乳房重建方式包括假体组织重建、自体组织重建、自体联合假体组织重建等，可以根据患者自身的情况设计个性化的手术方案，力求再造后与对侧乳房对称，尽量减小患者的心理负担。

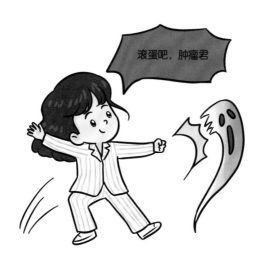

3. 容颜依旧——保乳手术安全吗？与其他手术方式相比，更容易
复发吗？

自从霍尔斯特德在 1894 年首先报道使用乳腺癌根治术以来，外科医生们针对乳腺癌的手术治疗一直停留在"尽可能多地切除"这一理念，随后更是出现了扩大根治术。但外科医生们遗憾地发现，手术范围的扩大不仅没能进一步提升治疗效果，甚至在很大程度上降低了患者的生存质量。鉴于此，乳腺癌的手术范围开始逐渐缩小，学术界开始探讨如何在保证治疗效果的前提下尽量减小切除范围。

从 1973 年开始，费舍尔医生主持开展了一项临床研究，研究人员将 2 163 例乳腺癌患者（肿瘤最大直径 ≤ 4 cm，分期为 I、

Ⅱ期）随机分为 3 个试验组：单纯乳房切除术（切除整个患侧乳房）；单纯肿瘤切除术（仅切除肿瘤及外围组织，并保证切除的最外围没有癌组织）；单纯肿瘤切除术联合放疗。随访 20 年后，研究小组发现，这 3 组患者总生存期、无远处转移生存期没有显著性差异。费舍尔认为，乳腺癌是全身性疾病，在乳腺癌早期便有少许癌细胞随着血液循环到达身体其他部位。因此，针对早期患者进行根治术或者扩大根治术没有实际意义。

随着其他针对乳腺癌研究的进行，人们也对乳腺癌保乳手术有了更加深入的认识。同时，随着化疗药物的不断研发，新辅助化疗以及放疗等技术的进步，特别是常规体检的展开让越来越多的患者能够在早期发现乳腺癌，这些都为保乳手术的开展提供了基础。在获得同样生存期的情况下，保乳手术有利于提升患者的生活质量，因此，经医生评估后可保乳的患者可选择保乳手术。

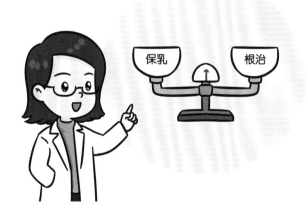

4. 破镜重圆——假体乳房重建

整形手术起源较早，人们对于假体的使用也有上千年的历史。但如何植入永久性假体一直是学术界的难题。20 世纪 60 年代，第一代硅凝胶假体问世，为乳房重建手术提供了物质基础。此后历经迭代，目前已经发展到第 5 代假体。第 5 代假体除拥有更高的工艺技术，可以降低凝胶渗漏、包膜挛缩发生概率外，还有更多的型号、大小、外形可供选择。

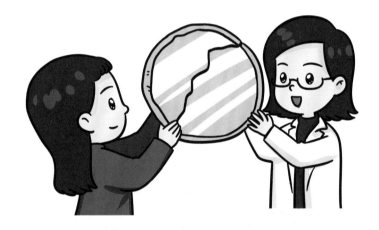

1962 年，得克萨斯州的一家医院首次为一名健康女性植入硅凝胶假体，完成了隆乳术。1971 年，斯诺德曼和格思里将硅凝胶假体植入一名行乳腺癌根治术后的患者胸部皮下，完成了世界上首例硅凝胶假体乳房重建术。众多的研究证实，硅凝胶假体的植入并不会给患者带来免疫系统疾病，也不会造成乳腺癌复发。60

年来，从最早的植于腺体后方到如今植于胸大肌后方（防止假体移位、减少包膜挛缩等），硅凝胶假体已经成为全世界乳房重建/隆乳术使用最多的假体。

5. 重归于好——自体乳房重建

虽然采用硅凝胶假体进行乳房重建有着诸如操作简单、不增加新的手术疤痕等优势，但也存在着一定的缺点。例如，乳癌根治术中皮瓣较薄，覆盖假体的皮肤质量较差，难以一次性植入较大的假体，可能出现包膜挛缩、假体外露等。为克服上述缺点，20 世纪 70 年代后期，外科医生们开始采用局部皮瓣 + 硅凝胶假体两种材料联合进行乳房重建。例如，1976 年，博马特（Bohmert）采用胸腹部横形局部皮瓣 + 硅凝胶假体进行乳房重建；1979 年，刘易斯（Lewis）报道的腹部上移推进皮瓣配合硅凝胶假体再造乳房等技术。

1977 年，施耐德（Schneider）和米尔鲍尔（Muhlbauer）两位医生同时报道了采用背阔肌肌皮瓣进行乳房重建。这种方法具有血供可靠、操作简便等优点；但缺点是可能影响局部的运动功能。

20 世纪 70 年代末—80 年代初，罗宾斯（Robbins）、哈特拉姆普夫（Hartrampf）等医生详细地探讨了采用腹直肌肌皮瓣进行乳房重建的可能。此后，不同学者分别设计并完善了带蒂腹直肌皮瓣术（TRAM）、腹壁下深动脉穿支皮瓣（DIEP）等重建术式。但这些术式难度较大，需要经验丰富的外科医生进行操作。

随着整形美容技术的不断提高，自体脂肪移植技术开始得到越来越多的应用。这种技术可以先将腹部、大腿等部位的多余脂肪抽出，然后重新注入胸部。这一技术具有微创、再造后的乳房外观自然等优点，成为乳房重建的又一选择。

综上所述，乳房重建发展至今已经有半个多世纪的历史，随着技术的不断发展，乳房重建也为越来越多的患者带来福音。但具体采用哪一种方式，需要对患者全身的状况进行综合评估后选择最合适的方案。

6. 风口浪尖——她们说前哨淋巴结活检术副作用小，我适合吗？

乳腺癌手术术前沟通时，临床医生会提到一项叫"前哨淋巴结活检"的操作。第一次听到这个名字的人会一头雾水，那么，什么是前哨淋巴结活检呢？

由于腋窝淋巴结靠近乳腺，淋巴转移又是肿瘤细胞向远处转移极其重要的途径之一。早年间，进行乳腺癌根治术的时候，外科医生们为了保证清扫所有癌细胞通常将整个腋窝淋巴结清扫干净。但术后病理检查证实部分患者的腋窝淋巴结并没有受到肿瘤细胞侵犯，同时，大范围的切除更大概率地造成了上肢淋巴水肿等并发症，使这部分患者得不偿失。

1977 年，雷蒙（Ramon）在研究其他肿瘤时发现，淋巴造影显示，淋巴液通常会首先引流到一组特殊的淋巴结群，这一组淋巴结群被临床和病理证实为肿瘤细胞转移的第一站，如哨兵一般，中文翻译为"前哨淋巴结"。随后的研究发现，乳腺癌前哨淋巴结活检可以准确地评价腋窝淋巴结病理学状态，如果术中冰冻提示前哨淋巴结阴性，就可以考虑不做腋窝淋巴结清扫，从而降低术后并发症的发生率，改善患者的生活质量。

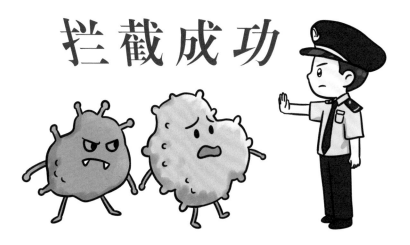

7. 五劳七伤——手术后可能出现哪些并发症?

目前，早期乳腺癌的治疗仍然是以手术为基础的综合治疗，手术是达到根治的必需阶段，然而，患者术后可能出现一些并发症。

（1）伤口感染：术后机体抵抗力下降，术后伤口易受到细菌感染，这是乳腺癌手术后常见的并发症之一。患者须遵医嘱积极进行抗感染治疗，选用针对性抑菌药物，及时清理伤口炎性渗出液，定期给伤口换药。

（2）出血：乳腺癌术后由于不当用力，可造成手术伤口撕裂，导致再出血，一般需及时缝合，并加压包扎，患侧肢体制动，避免下床活动。

（3）皮下积液：术后术区皮瓣与胸壁或腋窝间有液体积存，这是乳腺癌手术后常见的并发症之一，正确的加压包扎有利于减少皮下积液。若形成积液，可应用注射器抽吸积液，或者放置引流管引流。

（4）皮瓣坏死：一般是因皮瓣缝合张力过大，或者术后压迫过紧等导致皮肤血运减少，出现缺血坏死。若坏死面积较小，可在清创后给予湿敷、换药，通常可自行愈合；若坏死面积较大，可进行植皮。

（5）患侧上肢肿胀：通常是术后上肢淋巴及血液回流受阻造成的。患者术后需及早进行上肢活动，运动要循序渐进，避免上肢负重训练，可在一定程度上减少上肢水肿的发生。

（6）术后慢性神经痛：多数出现在术后 2～6 个月后，短暂或持续的症状，表现为疼痛、感觉缺失或异常。患者可在专业医生的指导下进行康复理疗，也可结合心理干预和物理治疗来减轻疼痛。

（7）皮肤麻木：主要是由于手术过程中，传统的改良根治术会切除肋间臂神经，导致患者术后出现上臂内侧、腋窝部位皮肤麻木，也可能由慢性水肿引起。日常生活中预防二次伤害尤为重要，应避免烫伤或利器划伤等。

因此，手术成功以后仍然不可放松警惕，需要患者以及临床医生多加注意，积极预防。

8. 察言观色——术后如何维护引流管？

由于乳腺癌手术切除范围通常比较宽泛，所以无论是切除乳房还是清扫腋窝淋巴结，术后都会留下空腔。手术后，毛细血管流出的血液、淋巴管流出的淋巴液、身体应激反应产生的渗液等都会积聚在这个空腔里。如果不及时将空腔里的积液排出，不仅会影响皮肤和深层组织的贴合，甚至可能会造成感染、皮肤坏死，影响伤口愈合。因此，放置引流管及时引流出液体对局部愈合非常必要。

那么，患者出院后在家如何护理这根引流管呢？

（1）患者平时休息时应将引流管、引流瓶妥善放置，防止由于不小心牵拉、卡压造成引流管脱落。

（2）患者应定期查看引流装置情况，保证引流顺畅。

（3）患者需每天定时记录前 24 小时引流出来的液体总量，

这是日后医生判断是否可以拔除引流装置的重要依据。

（4）及时换药，保证手术创口以及引流管穿刺口干燥、清洁。

一般说来，引流出来的液体颜色会逐渐由深变浅，液体量也会一天比一天少。当连续3天，每天的引流量都小于10 mL时，患者可前往医院，医生检查局部没有多余积液时可考虑拔除引流管。

由于患者的个体差异，引流液体量不尽相同，拔除引流管的时间可能也有较大的差异。引流管维护虽然是一件比较麻烦的事情，但只要认真做好上述几点，手术创口一般都会及时愈合，拔除引流管也指日可待。当然，这期间如果出现任何异常状况，请及时返院，由医务人员进行妥善处理。

9. 身心康泰——术后如何进行上肢功能训练？

"医生，我手术后这只手一直都抬不起来，而且是麻木的。"这种被称为"乳腺癌术后上肢功能障碍"的并发症困扰了近一半的患者，他们会出现包括疼痛、感觉异常、活动受限、肩关节僵硬等多种症状。

出现这些症状的原因可能是手术中不可避免的神经损伤，术后瘢痕卡压神经，化疗、放疗导致神经损伤等。

因此，术后积极进行循序渐进的功能锻炼，对促进患侧上肢与肩关节的功能恢复显得格外重要。

那么，患者应该如何进行功能锻炼呢？

据以往相关文献报道，我们推荐按照以下步骤进行术后康复锻炼。

（1）术后 1 ~ 2 天，练习握拳、伸指、屈腕。

（2）术后 3 ~ 4 天，前臂伸屈运动。

（3）术后 5 ~ 7 天，患侧的手摸对侧肩、同侧耳（可用健肢托患肢）。

（4）术后 8 ~ 10 天，练习肩关节抬高、伸直、屈曲至90°。

（5）术后 10 天后，肩关节进行爬墙及器械锻炼，一般应在

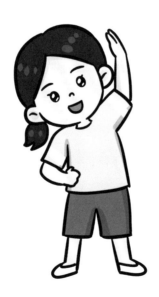

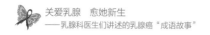

1～2个月内使患侧肩关节功能达到术前或对侧同样的状态。

　　功能锻炼的达标要求：2周内患侧上臂能伸直、抬高，绕过头顶摸到对侧耳朵。达标后仍需继续进行功能锻炼。患者出院后，要根据医生的指导执行功能锻炼计划。锻炼持续时间应在6个月以上，前3个月尤为重要。

10. 百川东流——术后出现上肢水肿怎么办？

　　乳腺癌手术后，如因病情需要摘除了腋窝淋巴结，那么上肢淋巴管中的淋巴液将无法正常回流，变得"无家可归"。淋巴液是一种含有大量蛋白质的液体，这种液体滞留在上肢就可能造成相关部位的组织肿胀，也就是所谓的"上肢淋巴水肿"。除此以外，手术后腋窝积液、瘢痕挛缩以及术后放疗也可能引起上肢淋巴液回流受阻，造成上肢水肿。

　　虽然目前随着手术的精细化以及治疗的个性化，发生上肢淋巴水肿的概率较以前有所下降，但依然有大约1/5的患者会出现相关症状。一旦出现上肢水肿，患者也不要过于恐慌，可以从以下方面加以控制。

　　（1）低盐饮食，适当控制水的摄入。

　　（2）遵循临床医生的建议进行适当的锻炼。

　　（3）将患肢抬高到高于心脏的水平，休息时可以垫一个小枕头，避免长时间下垂手臂。

（4）佩戴弹力臂套，促进淋巴液回流。

（5）从靠近手掌一侧向靠近肩部一侧按摩。

（6）针灸、理疗等。

（7）适当应用利尿剂等。

（8）必要时考虑进行手术。

Chapter 5

赴汤蹈火，化疗当先

1. 源远流长——化疗的前世今生

长久以来，人们治疗癌症的主要方法是手术切除，偶尔会有一些其他的方法，但基本都没有治疗效果。

第二次世界大战期间，德军的一次空袭导致芥子气（一种毒气）外泄，后来医疗人员发现，暴露于芥子气的人，其骨髓细胞生长受到抑制。之后，药理学家在动物实验中证实了氮芥可以有效抑制淋巴瘤的生长，从此，人类开启了使用化学药物治疗肿瘤的全新时代。

1948 年，人们发现抗叶酸制剂可缓解人类急性淋巴细胞白血病（Acute Lymphocytic Leukemia, ALL），首次证实了化疗药物在人类血液系统肿瘤中的作用。1958 年，美国国立癌症研究所赫兹博士使用甲氨蝶呤（Methotrexate, MTX）治疗绒毛膜癌，结果显示，除血液系统肿瘤外，化学药物也可在实体肿瘤中发挥抗瘤作用。

1965 年，霍兰等首次提出联合化疗（Combination chemotherapy）

的概念，并使用甲氨蝶呤、长春新碱（Vincristine, VCR）、6- 巯基嘌呤（6-Mercaptopurine，6-MP）、泼尼松（Prednisone）治疗儿童急性淋巴细胞白血病，成功获得了更长的疾病缓解时间，为联合化疗治疗肿瘤奠定了基础。

目前，化疗仍是治疗乳腺癌的基础手段。同时，随着靶向药物的不断研发，乳腺癌治疗正朝着精准化、个性化方向快速迈进。

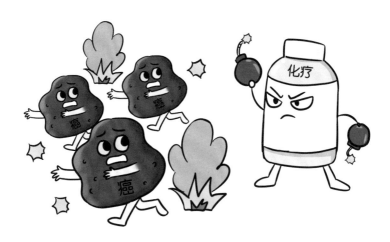

2. 择善而行—— 哪些患者需要接受化疗?

目前，大部分乳腺癌患者最终都会经历化疗，仅有少部分早期、内分泌敏感性患者可在一定条件下避免化疗。化疗的目的是通过化疗药物尽可能多地杀灭身体里潜藏的癌细胞，帮助患者降低复发的风险。

制订乳腺癌全身辅助治疗方案的主要依据是乳腺癌术后复发风险分组，即低危组、中危组和高危组。

（1）低危组：同时满足腋窝淋巴结没有肿瘤侵犯，ER、PR阳性，HER-2阴性，Ki67 ≤ 20%；肿瘤最大径≤ 2 cm；组织学 I 级。ER 阳性、HER-2 阴性时，不满足上述条件，但是多基因检测结果为低危。

（2）高危组：淋巴结受到肿瘤侵犯，ER-PR 阳性且 HER-2阴性时，满足以下条件之一：组织学 III 级；肿瘤最大径 >5 cm；多基因检测高危；淋巴结受侵犯且分子分型为 HER-2 过表达型或者三阴性型。

（3）中危组：不满足以上条件则是中危组。

在以上分组中，高危组的患者由于复发风险高，无论如何都应当接受化疗。低危组的患者，可考虑不用化疗。中危组的患者，除了极个别临床分期极早的患者，大部分建议接受化疗。

3. 先锋部队——为什么有的患者要在手术前进行化疗？

以往的癌症患者都是先手术再化疗，直到 1982 年，罗森（Rosen）等人发现，在手术前进行化疗可以改善一部分骨肿瘤患者的治疗效果，并给这一新的化疗模式命名为"新辅助化疗"。随后，研究者发现，这种新辅助化疗同样可以改善一部分乳腺癌患者的治疗效果。对于三阴性和 HER-2 阳性乳腺癌患者，新辅助化疗能使术后的病理达到一种完全没有癌细胞残留的状态，可以获得更长的生存时间。目前新辅助化疗多用于如下几种情况。

（1）有少部分因肿瘤过大而不能进行手术的患者，新辅助化疗可以将肿瘤缩小，从而使手术变为可能。

（2）对于肿瘤较大且有保乳意愿的患者，新辅助化疗可以缩小肿瘤，让保乳手术成为可能。

（3）获得体内药物敏感性的相关信息，如果新辅助化疗后肿瘤体积明显缩小，则意味着该方案的化疗药物治疗效果显著，后续化疗可继续使用。反之，若肿瘤体积没有明显缩小，甚至继续增大，则后续化疗需要考虑更换化疗药物。

事实上，对于部分肿瘤体积较大或伴有大量淋巴结转移的患者而言，在手术前接受化疗可以提前尽可能多地杀死癌细胞，在手术中切除的组织就会相应减少，术后康复、治疗效果也会因此改善。

4. 强力后援——为什么有的人需要长期化疗？

大部分早期乳腺癌患者的化疗次数为 6～8 次，也有部分患者，如果是密集的化疗方案（即单周或者双周方案），化疗次数可能长达 10 余次，除此以外，还有部分患者在静脉化疗完成以后，还需要口服半年或一年化疗药物加强疗效。

对于晚期乳腺癌患者来说，由于肿瘤细胞扩散范围较广，无论是局部手术还是放疗，都已无法彻底消灭所有的癌细胞，因此，长期进行化疗以达到全身治疗的目的就显得格外必要。针对晚期乳腺癌患者，长期化疗能有效控制疾病的进展，延长患者的总生存期，改善患者的生活质量。

目前，维持化疗的模式大致可分为 3 类。

（1）原方案维持：使用同一化疗方案治疗至疾病进展或不可耐受。

（2）原方案中部分药物维持：使用一种化疗方案控制疾病后，从原有效方案中选择单个或部分药物进行维持。

（3）换药维持：使用一种化疗方案控制疾病后，换用其他适合维持的化疗药物或内分泌药物进行维持。

总之，虽然目前我们不能完全治愈晚期乳腺癌，但通过化疗模式的优化，以及新药物的研发，依然可以延长患者寿命，改善患者的生活质量。

$5.$ 相辅相成——常见的化疗药物有哪些？

紫杉醇类和蒽环类药物是乳腺癌化疗药物的基石，在乳腺癌的治疗中占据重要地位。除此之外，乳腺癌常用的化疗药物还有烷化剂类、抗代谢药物、植物类药物、铂类等。不同机制的药物单独使用或者联合使用，可以增强抗肿瘤药物的疗效。

（1）紫杉醇类。20世纪60年代，研究人员从紫杉树树皮中提取出多种物质，并着手研究这些物质的物理化学特点，随后研究人员发现其中一个样本具有细胞毒性。1966年，研究人员分离出这种物质的活性成分，并于1967年将其命名为"紫杉醇"。目前，乳腺癌患者常用的紫杉醇类化疗药物包括普通紫杉醇、多西紫杉醇、紫杉醇脂质体、白蛋白紫杉醇等。

（2）蒽环类。同样是在20世纪60年代，研究人员从波赛链霉菌中提取出一种全新的物质，并发现这种物质可以发挥细胞毒作用。随后，经过反复研究以及多年的临床实践，蒽环类药物开始在多种恶性肿瘤的治疗中起到重要作用。蒽环类药物属于抗生素药物，目前，乳腺癌患者常用的蒽环类化疗药物包括多柔比星、表柔比星、吡柔比星等。

（3）烷化剂。早些时候，有一种药物叫苯丁酸氮芥，这种药物与其他氮芥类药物作用机制相似，主要引起DNA链的交叉连接进而破坏DNA的复制，从而抑制细胞分裂。后来，研究人员将苯丁酸氮芥稍加改良，成为一种全新的药物，并命名为"环磷酰胺"。环磷酰胺是最常用的烷化剂类化疗药物。

（4）抗代谢药物。抗代谢药物包括氟尿嘧啶、卡培他滨、吉西他滨等多种药物，主要通过干扰DNA合成时所需的酶而干扰肿瘤细胞的生长。

（5）植物类药物：如长春瑞滨等。长春瑞滨为长春花碱的半合成衍生物，其作用机制与引起微管解聚和有丝分裂纺锤体的不稳定有关，最终导致细胞周期阻滞和细胞死亡。

（6）铂类。1971年，顺铂首次用于治疗癌症，并取得了一定的疗效。后续的临床研究陆续证实了顺铂对恶性肿瘤有不俗的疗效。此后，研究人员再接再厉，陆续研发出了卡铂、奈达铂、奥沙利铂等多种铂类药物。

6. 择优而用——如何选择化疗方案?

"隔壁床病友用的药物不怎么掉头发，为什么我用的这种药这么掉头发啊?"在临床沟通的时候，许多患者都会有类似的疑问，并对医生制订的化疗方案充满疑惑。

其实，化疗方案都是基于患者病情、身体状况等多方面因素制订的，不同分子类型和不同期别使用的化疗药物并不完全相同，所有药物的搭配和剂量都是基于试验以及实践不断修正、不断改进，最终给出的一种最优推荐。例如，目前常将蒽环类或紫杉醇类药物搭配环磷酰胺用于早期乳腺癌的辅助治疗中，将蒽环类和紫杉醇类药物搭配用于早期乳腺癌的新辅助治疗或晚期乳腺癌的解救治疗中，将长春瑞滨、吉西他滨单用或联合铂类用于晚期乳腺癌的解救治疗中等。

无论是药物的单独使用，还是不同机制药物的联合使用，都是临床医生综合各方面因素后给出的适合患者的最优方案。虽然有的时候患者会对部分药物产生耐药性，导致治疗效果不尽如人意，但及时更换药物，继续积极治疗仍可改善疾病的预后。当前医学已进入个体化、精准化的治疗时代，因此，乳腺癌的治疗也不能采取一刀切的方式，患者应积极配合医生的治疗，切忌盲目跟风。

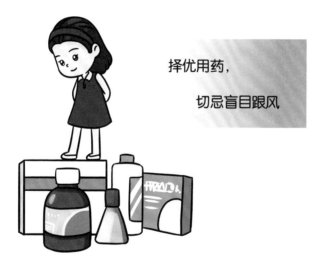

7. 殊途同归——静脉化疗的输注途径有哪些?

乳腺癌化疗基本都是静脉化疗，即通过静脉滴注的方式使化疗药物进入患者体内，通过血液循环的方式让化疗药物到达全身各部位，达到治疗的效果。

目前最常用的静脉化疗有3种，分别为经外周静脉化疗、经外周静脉穿刺中心静脉置管化疗和经植入式静脉输液港化疗。它们各有什么优势呢？

（1）经外周静脉化疗：在手背静脉网通过一次性留置针输注药物。这种方式最大的优点是简便易行、成本低廉，但与使用普通药物不同的是，化疗疗程常包含多个周期，患者需要反复输注化疗药物。而且化疗药物具有一定的毒副作用，若直接进入流速慢、血流量小的手背静脉，可能造成静脉炎、手部溃烂、坏死等。有些对血管刺激性强的药物，如长春瑞滨是不适合通过外周静脉输注的。

（2）经外周静脉穿刺中心静脉置管化疗：外周静脉穿刺中心静脉置管，起始端通常位于手臂静脉，末端在上腔静脉。化疗药物进入装置后可以直接到达上腔静脉，这里血流量大、流速快，可以迅速稀释和播散化疗药物，防止化疗药物对血管内膜的损伤。

外周静脉穿刺中心静脉置管能够解决患者需要反复输注化疗药物等问题，为化疗提供一条长期无痛性的输液通路。但这种装置起始端位于体表，容易出现管道堵塞、感染等并发症。同时，患者需要定期来医院换药、维护，间接增加了医疗费用，对患者的日常生活有一定影响。

（3）经植入式静脉输液港化疗：植入式静脉输液港，通常简称为"输液港"。这是一种完全埋在人体皮肤下的静脉输液装置，包含一个港座和一根导管。化疗药物通过留置在港座上的针头进入装置，与外周静脉穿刺中心静脉置管相似的是，药物直接到达上腔静脉后被迅速稀释、播散，把对血管内膜的损伤降到最低。鉴于其安全、并发症少、维护方便等优点，目前已经在临床上广泛应用，尤其适合需要长期反复化疗的患者，其缺点是费用相对昂贵。

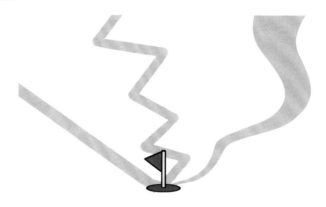

8. 不可轻视——重视骨髓抑制的处理

俗话说"是药三分毒"，化疗药物的本质是杀死增殖迅速的肿瘤细胞，但在此过程中不可避免地会对身体正常的细胞产生一定损害。更何况世界上第一款化疗药物"氮芥"就脱胎于著名的化学武器"芥子气"。

骨髓是人体主要的造血器官，包含造血细胞和造血微环境两部分。造血细胞包括造血干细胞、造血祖细胞以及各系前体细胞等。

在这当中，造血细胞增殖活跃，犹如一只勤勤恳恳、不断下蛋的母鸡，不断产生新的红细胞、白细胞、血小板等，并释放进入血液循环。每天血液中都有大量陈旧、衰老以及死亡的血细胞被新产生的血细胞所替代，这是生命体维持活力的一道重要保障。但是，化疗药物就偏偏钟爱这种增殖活跃的细胞。因此，化疗药物进入体内后，不仅会杀死肿瘤细胞，还会对人体正常的、增殖活跃的骨髓细胞带来伤害，这就是"肿瘤化疗后骨髓抑制"。

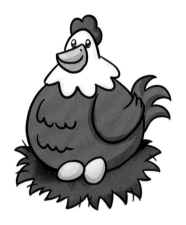

由于成熟粒细胞的寿命只有 6 ~ 8 个小时，因此，化疗药物杀伤骨髓造血细胞以后，外周血中死亡的成熟血细胞在短时间内无法得到及时补充，最先受到影响的是粒细胞——白细胞的一种。白细胞是保卫人体免受疾病侵害的"战士"，是人体免疫系统重要的一分子。白细胞水平降低以后，人体容易受到外界各种常见细菌侵犯，出现发烧、手术伤口化脓等。粒细胞下降达到 3 度或者4度骨髓抑制的时候，就需要及时注射重组人粒细胞集落刺激因子，也就是俗称的打"升白针"，使用剂量需根据患者的具体情况由临床医生综合判断后决定。

成熟血小板的寿命为5～7天，血小板减少后，凝血能力下降，会有出血的风险，可以注射重组人促血小板生成素或者输注血小板。

成熟红细胞可以存活120天，由于红细胞寿命较长，因此，受到化疗药影响的概率较低，轻微下降一般不需要做特殊处理。但如果患者血红蛋白下降明显，或者出现明显的贫血症状，就需要适时输血，并注射重组人促红细胞生成素，配合铁剂等药物治疗。

9. 肝胆相照——肝功能异常的处理

肝脏相当于人体的一座"化工厂"，具有解毒、代谢、分泌胆汁、造血、储血、调节循环血量和免疫防御等功能。目前乳腺癌常用的很多化疗药物都是通过肝脏代谢，因此，肝功能异常是乳腺癌患者常见的副作用之一。

目前我们常关注的指标有谷丙转氨酶、谷草转氨酶、胆红素等，当上述指标异常升高时，常代表肝脏在一定程度上受到了化疗药物的损害，应该引起足够的重视并给予积极处理。

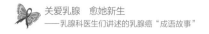

临床常用的保肝药物有：

（1）抗炎保肝药：甘草酸类制剂，如甘草酸单铵、甘草酸二铵等。

（2）解毒保肝药：如谷胱甘肽、硫普罗宁、肝泰乐等。

（3）利胆保肝药：如腺苷蛋氨酸和熊脱氧胆酸等，此类药物适合胆红素升高、黄疸、肝功能不好的患者。严重肝功能不全、胆道完全梗阻患者禁用。

（4）修复和保护肝细胞膜药物：如多烯磷脂酰胆碱等。

（5）抗氧化类：如双环醇、水飞蓟素等。

（6）其他：如中草药五味子、茵陈、垂盆草等。

10. 食不下咽——减轻消化道反应，你可以这样做

接受化疗后，超过 70% 的患者会出现消化道反应，包括恶心、呕吐、食欲减退、口干、腹泻以及便秘等。化疗药物明明是从血管进入身体的，为什么会损害消化道呢？

事实上，化疗药物除了会杀伤癌细胞，还会无差别地攻击身体其他细胞，其中包括胃肠道的细胞，引起消化道反应。在没有接受止吐治疗的情况下，有 70% ~ 80% 的患者发生恶心呕吐，使用止吐剂后，恶心、呕吐的发生率可以下降至 50% 左右。此外，患者焦虑、恐惧、悲观、失望的心理容易产生心理暗示，形成恶

性循环，病房就餐环境等也会影响患者的食欲和造成胃肠道反应。

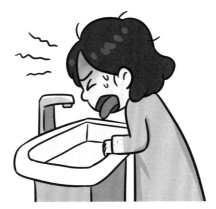

那么，当化疗后出现消化道反应时，我们真的就一点办法也没有了吗？其实我们依然从如下几方面入手。

（1）给予合适的止吐药物，使恶心、呕吐的程度降低。

（2）少吃多餐，鼓励患者吃自己喜欢的食物。

（3）给予高蛋白、富含维生素、易消化的食物，要少而精，多变换品种，以提高患者的食欲，增加热量，改善营养状况。

（4）提供有利于进餐的环境，避免接触烹调异味。

（5）必要时经肠道内或肠道外补充营养。

（6）避免进食对胃肠道有刺激的食物，腹泻时可服用止泻药。

Chapter 6

柔中带刚的乳腺癌内分泌治疗

1. 知根知底——乳腺癌内分泌治疗药物的作用机制

在激素受体阳性乳腺癌患者体内，雌激素往往与雌激素受体狼狈为奸、干尽坏事，促进癌细胞生长，是重要的"破坏分子"。

乳腺癌内分泌治疗主要针对雌激素及其同伙雌激素受体进行精准打击，达到抗肿瘤的目的。乳腺癌内分泌治疗研究历史久，是最有成效的治疗手段之一，具有起效慢、作用持久、副作用小的特点。

目前的乳腺癌内分泌治疗药物主要分为以下几类：雌激素受体拮抗剂（SERM），如三苯氧胺（他莫昔芬）、托瑞米芬等；芳香化酶抑制剂（AI），如来曲唑、阿那曲唑、依西美坦等；雌激素受体下调剂（SERD），如氟维司群；卵巢功能的去势药物（OFS），如亮丙瑞林、戈舍瑞林。

乳腺癌内分泌治疗药物的主要作用机制是阻止雌激素及雌激素受体的结合，包括以下两种方式：

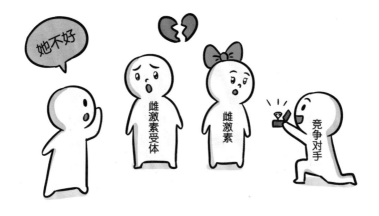

（1）减少雌激素的产生，从而减少它对雌激素受体的吸引力。

（2）安排一个竞争对手，阻碍它们"交往"。

2. 息息相关——月经对乳腺癌内分泌治疗的影响

众所周知，激素受体阳性乳腺癌和雌激素息息相关，而雌激素的分泌又和月经息息相关，因此，月经状态会影响激素受体阳性乳腺癌的内分泌治疗选择。月经是指伴随卵巢周期性变化而出现的子宫内膜周期性脱落及出血。乳腺癌患者根据月经状态分为绝经前患者和绝经后患者。绝经的定义为卵巢功能衰竭导致的月经永久性停止。

绝经前和绝经后患者有何不同呢？

（1）特征不同。

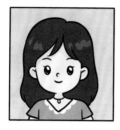 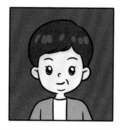

绝经前患者：相对年轻、雌激素水平旺盛、恶性程度相对较高、部分患者有生育要求。

绝经后患者：中位绝经年龄50岁左右、雌激素水平低、肿瘤细胞相对惰性、部分患者伴有相关老年疾病。

（2）体内雌激素来源不同。

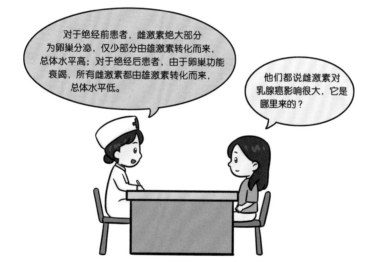

对于绝经前患者，雌激素绝大部分为卵巢分泌，仅少部分由雄激素转化而来，总体水平高；对于绝经后患者，由于卵巢功能衰竭，所有雌激素都由雄激素转化而来，总体水平低。

他们都说雌激素对乳腺癌影响很大，它是哪里来的？

如果绝经前患者根据病情需要使用芳香化酶抑制剂或雌激素受体下调剂，该怎么办呢？我们可以通过以下方式进行卵巢功能抑制，从而达到人工绝经。

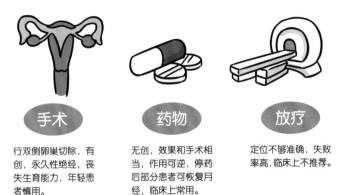

手术

行双侧卵巢切除，有创，永久性绝经，丧失生育能力，年轻患者慎用。

药物

无创，效果和手术相当，作用可逆，停药后部分患者可恢复月经，临床上常用。

放疗

定位不够准确，失败率高，临床上不推荐。

3. 德高望重——雌激素受体拮抗剂及其副作用

雌激素受体拮抗剂可谓是内分泌治疗界的"元老"，自 1973 年首次用于治疗乳腺癌以来，取得了辉煌成绩，一度成为内分泌治疗的基石，其代表药物有他莫昔芬、托瑞米芬。虽然其疗效不及新一代内分泌药物芳香化酶抑制剂及氟维司群，其"江湖地位"有所下降，但在部分低中危乳腺癌患者的辅助治疗中仍占有重要地位。

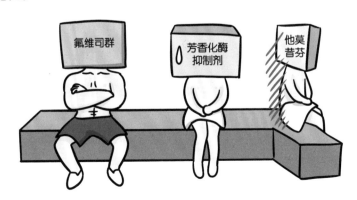

总体来说，抗雌激素药物不良反应小，耐受性较好，但也可能发生一些不良反应，需要关注如下几个方面。

（1）胃肠道反应：食欲不振，恶心，呕吐，腹泻。

（2）生殖系统：月经失调，闭经，阴道出血，外阴瘙痒，子宫内膜增生，内膜息肉和内膜癌。

（3）皮肤：颜面潮红，皮疹，脱发。

（4）骨髓：偶见白细胞和血小板减少。

（5）其他不良反应：肝功异常，血栓形成，无力，嗜睡等。

需要注意的是，他莫昔芬可引起子宫内膜增厚甚至子宫内膜癌，需定期行妇科彩超监测子宫内膜厚度，必要时需行诊断性刮宫检查。

4. 大名鼎鼎——芳香化酶抑制剂及其副作用

前文中我们提到，绝经后患者由于卵巢功能衰竭，所有雌激素都由雄激素转化而来。芳香化酶抑制剂的作用机制就是抑制肾上腺分泌的雄激素转化为雌激素，因此，在绝经后的早期及晚期乳腺癌治疗中，芳香化酶抑制剂均占有重要地位，它也可与卵巢功能抑制剂联用，用于绝经前乳腺癌治疗，是目前乳腺癌内分泌治疗的"主力军"。多个临床研究表明，芳香化酶抑制剂的作用效果优于他莫昔芬，能进一步改善患者的生存，因此，其临床应用十分广泛。

芳香化酶抑制剂不良反应较小，患者耐受性较好。其主要不良反应包括如下 5 个方面。

（1）骨痛，关节痛，骨质疏松，骨折。

（2）食欲不振，恶心，呕吐，便秘。

（3）阴道干燥，性交困难。

（4）潮热，疲劳。

（5）呼吸困难，咳嗽，胸痛等。

骨痛、关节痛、骨质疏松是最常见的不良反应，服药患者需补充钙剂及维生素 D，并且每年进行骨骼矿物质密度（BMD）检测。当 BMD 值低于 - 2.5 时，需要定期给予双膦酸盐类药物治疗。关节疼痛者可选择非甾体类解热镇痛药治疗。对于阴道干燥、性交困难者，可使用水基质的润滑剂治疗。如果不良反应严重，无法耐受，可改用其他内分泌治疗药物，切勿自行停药。

5. 后起之秀—— 雌激素受体下调剂及其副作用

氟维司群是一种近年来研发的新的内分泌治疗药物，于 2002 年在美国首次上市，是一类新的雌激素受体下调剂，与雌激素受体呈竞争性结合，下调激素受体水平，大大降低激素受体浓度，杀伤肿瘤细胞，主要用于激素受体阳性晚期乳腺癌的治疗。由于在晚期乳腺癌中，其单药效果明显优于芳香化酶抑制剂，因此占有重要的"江湖地位"，可谓是晚期乳腺癌治疗中的"当红炸子鸡"。但需注意的是，该药只能在绝经后患者中单独使用，对于未绝经患者，需要与卵巢功能抑制药物联合使用。

作为乳腺癌内分泌治疗药物的一种，氟维司群的副反应同样较小。临床研究中常见的不良反应主要有以下3个方面。

（1）十分常见的不良反应（发生率≥10%）：虚弱、注射部位反应、肝酶升高、恶心。

（2）常见的不良反应（发生率≥1%，<10%）：静脉血栓、潮热、呕吐、腹泻、厌食、皮疹、过敏、胆红素升高等。

（3）偶见的不良反应（发生率≥0.1%，<1%）：肝衰竭、阴道出血、注射部位出血等。

6. 万众瞩目——CDK4/6 抑制剂

从1977年他莫昔芬的应用，到2000年后芳香化酶抑制剂以及氟维司群等药物的出现，乳腺癌内分泌治疗已有40余年的历史了，为广大激素受体阳性乳腺癌患者带来了极大的临床获益。

2015年，以哌柏西利为代表的细胞周期蛋白依赖性激酶4和6（CDK4/6）抑制剂靶向药物的上市，迅速改写了激素受体阳性晚期乳腺癌患者的生存结局，可以使晚期乳腺癌患者在原内分泌治疗的基础上延长近一倍的无进展生存时间。

这一靶向药物的出现，其实也经历了漫长的研发历史。早在 30 余年前，就有学者提出了细胞周期蛋白依赖激酶（CDK）的生物学概念，该项发现于 2001 年被授予了诺贝尔生理学或医学奖。CDK4/6 抑制剂的主要作用机制就是为癌细胞的细胞周期按下"停止键"，阻止癌细胞增殖，从而达到抗肿瘤治疗的目的。

最初，学者们设想CDK4/6 抑制剂可能会对三阴性乳腺癌有效，但最终却发现其对激素受体阳性乳腺癌细胞株敏感（即雌激素或孕激素受体阳性）。后来 CDK4/6 抑制剂进一步在临床前和临床研究中针对激素受体阳性乳腺癌的应用获得了成功。目前已经上市的 CDK4/6 抑制剂包含以下 4 种药物：哌柏西利、阿贝西利、瑞博西利、达尔西利。其中，达尔西利是我国自主研发的，瑞博西利尚未在中国上市。需要注意的是，不同 CDK4/6 抑制剂的不良反应及适应证也有所不同，需根据患者的具体耐受情况在医生的建议下选择使用。

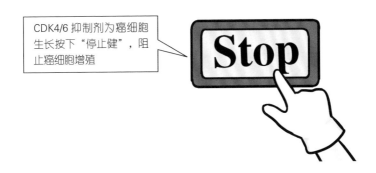

CDK4/6 抑制剂为癌细胞生长按下"停止键"，阻止癌细胞增殖

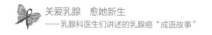
7. 兵家之争——抗体偶联药物（ADC）

毫无疑问，CDK4/6 抑制剂在激素受体阳性晚期乳腺癌治疗中占有"霸主地位"，是晚期乳腺癌联合内分泌治疗的首选。然而，大部分患者仍然会出现耐药现象。目前，《2022 中国临床肿瘤学会（CSCO）乳腺癌诊疗指南》（简称"2022 CSCO 指南"）及《2022 中国抗癌协会乳腺癌诊疗指南与规范（简称"2022 CBCS 指南"）推荐，CDK4/6 抑制剂耐药后可考虑换用另一种 CDK4/6 抑制剂，改用 HDAC 抑制剂、mTOR/PI3K/AKT 通路抑制剂或者化疗等。

除此之外，抗体偶联药物（ADC）采用特定的连接子将抗体和小分子细胞毒药物（通常为化疗药物）连接起来，利用抗体发挥"靶向投递作用"，化疗药物发挥"细胞毒作用"，在命中肿瘤这个"靶标"的同时，又能更好地发挥抗肿瘤效应。因此，抗体偶联药物这个"生物导弹"在激素受体阳性乳腺癌的治疗中发挥着越来越重要的作用。

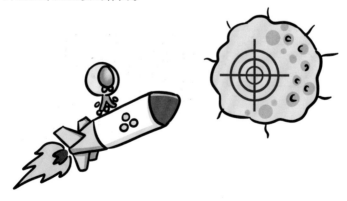

目前可用于激素受体阳性晚期乳腺癌的 ADC 药物有以下 2 种。

（1）靶向 Trop-2 的抗体偶联药物：戈沙妥珠单抗（Sacituzumab Govitecan，SG），在抗 Trop-2 抗体基础上偶联了化合物伊立替康，研究结果显示，对比化疗，SG 有更好的生存获益，是 CDK4/6 抑制剂治疗进展后的患者的一种新选择。

（2）靶向 HER-2 的抗体偶联药物：德喜曲妥珠单抗（T-DXd，又称为 DS-8201），在抗 HER-2 抗体的基础上偶联了拓扑异构酶 I 抑制剂。研究结果显示，T-Dxd 在 HER-2 低表达患者中（其中绝大部分患者为激素受体阳性乳腺癌），对比化疗，显著改善了激素受体阳性乳腺癌患者的预后，是 CDK4/6 抑制剂治疗进展后的一种新的选择。

8. 精准打击——组蛋白去乙酰化酶（HDAC）抑制剂

西达本胺是我国自主研发合成的首个亚型选择性组蛋白去乙酰化酶抑制剂，属于表观遗传学相关靶向药物，它针对的靶点是组蛋白去乙酰化酶。西达本胺联合依西美坦治疗绝经后激素受体阳性晚期乳腺癌。结果显示，西达本胺联合依西美坦对比单药依西美坦，显著延长了无疾病进展生存，显示出了较好的效果。因此，2022 CSCO 指南和 2022 CBCS 指南推荐西达本胺联合内分泌治疗药物 CDK4/6 抑制剂治疗进展后的乳腺癌。

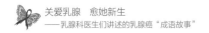
西达本胺常见的不良反应主要有以下几个方面。

（1）血液学不良反应：血小板计数减少、白细胞或中性粒细胞计数减少、血红蛋白降低。

（2）全身不良反应：乏力、发热。

（3）胃肠道不良反应：腹泻、恶心和呕吐。

（4）代谢及营养系统不良反应：食欲下降、低钾血症和低钙血症。

（5）其他不良反应：头晕、皮疹等。

用药期间需监测西达本胺的不良反应，若出现不良反应应给予适当的对症处理及相应的药物减量。

9. 明星之路——PI3K/AKT/mTOR 信号通路抑制剂

PI3K/AKT/mTOR 信号通路，又称为 PAM 通路，可谓是肿瘤研究中的"明星通路"。PAM 通路的异常激活不仅与肿瘤的发生发展密切相关，还是内分泌治疗、化疗、靶向治疗耐药的重要机制之一。因此，抑制 PAM 通路的激活成为重要的抗肿瘤治疗手段，目前常用于乳腺癌治疗的 PAM 通路抑制剂主要有以下几种。

（1）PI3K 抑制剂。

① Alpelisib：对于既往接受过内分泌治疗的激素受体阳性晚期乳腺癌患者，Alpelisib 联合内分泌治疗对比单药内分泌治疗，

能显著延长患者的无疾病进展生存及总生存。因此，多个国外文献推荐 Alpelisib 联合内分泌治疗 PIK3CA 突变的激素受体阳性晚期乳腺癌患者。

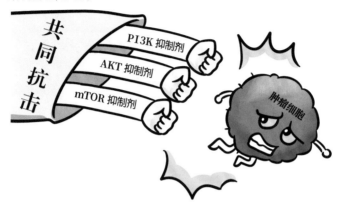

②Inavolisib（GDC-0077）：Inavolisib 联合哌柏西利和氟维司群在 PIK3CA 突变的激素受体阳性乳腺癌治疗中也初步显示出了较好的疗效，但还需要更多的研究证实。

（2）AKT 抑制剂——Capivasertib：Capivasertib 联合氟维司群治疗内分泌治疗后进展的激素受体阳性晚期乳腺癌患者，能显著改善患者的无疾病进展生存及总生存，可以作为晚期激素受体阳性乳腺癌的一种治疗选择。

（3）mTOR 抑制剂——依维莫司：依维莫司联合内分泌治疗对比单药内分泌治疗，能显著改善内分泌治疗进展后的激素受体阳性晚期乳腺癌患者的无疾病进展生存，可作为该类患者的一种治疗选择。

综上所述，目前 PI3K/AKT/mTOR 信号通路抑制剂主要是与内分泌治疗联用，治疗内分泌治疗进展后的激素受体阳性晚期乳腺癌。但遗憾的是，除了依维莫司，其他药物尚未在中国上市。

10. 细水长流——内分泌治疗的治疗时间

荀子《劝学》曾言："锲而舍之，朽木不折；锲而不舍，金石可镂。"总体来说，内分泌治疗起效较慢，但作用持久，副作用小。研究显示，对于早期乳腺癌患者，术后进行内分泌辅助治疗 5 ~ 10 年，可以降低疾病复发和转移的风险；对于晚期乳腺癌患者，进行内分泌解救治疗，在有效控制疾病的基础上，相对于化疗或其他治疗手段，还可以减轻副作用，提高生活质量。因此，采用内分泌治疗，贵在坚持，细水长流。

不同分期乳腺癌使用内分泌治疗的时长也是不同的。

（1）早期乳腺癌内分泌辅助治疗的时长：对于低风险患者，目前内分泌辅助治疗的时间是 5 年；对于中高危风险患者，内分泌辅助治疗的时间建议延长至 10 年。但对于部分内分泌治疗副作用反应大的患者，是否延长内分泌辅助治疗至 10 年，需要结合患者的复发风险、耐受情况及患者的意愿等进行综合考虑。

（2）晚期乳腺癌内分泌治疗的时长：晚期乳腺癌无法治愈，需要终身抗肿瘤治疗，内分泌治疗作为一种不良反应较少的抗肿瘤药物可以一直使用，直到病情进展或者患者不能耐受。

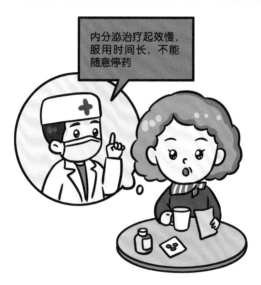

Chapter 7

靶向治疗，稳准狠

1. 唯我独尊——"神药"到底谁能用？

人表皮生长因子受体 2（HER-2）是一种癌基因，可以显著增强肿瘤细胞的侵袭力。HER-2 阳性乳腺癌占所有乳腺癌的 15%～20%，恶性程度高，易复发和转移，预后较差，一度被称为"最凶险的乳腺癌类型"。自 2002 年曲妥珠单抗在中国上市以来，HER-2 阳性乳腺癌患者的生存质量得到了显著改善。曲妥珠单抗为 HER-2 阳性乳腺癌的治疗带来了里程碑式的改变，至今已走过 20 年的峥嵘岁月，成为 HER-2 阳性乳腺癌治疗的"基石"。因此，曲妥珠单抗一度被称为"神药"。

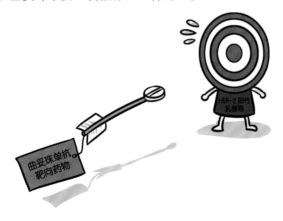

随着近几十年的发展，抗 HER-2 靶向药物进一步丰富，根据其分子结构不同主要分为以下几种类型。

（1）单克隆抗体药物：曲妥珠单抗、帕妥珠单抗、伊尼妥单抗、马吉妥昔单抗。

（2）酪氨酸激酶抑制剂（TKI）：拉帕替尼、吡咯替尼、奈拉替尼、图卡替尼。

（3）抗体偶联药物：恩美曲妥珠单抗（T-DM1）、德喜曲妥珠单抗、曲妥珠单抗 - 多卡马嗪（SYD985）等。

虽然各种抗 HER-2 靶向药物适应证各不相同，但总体上需要满足的基本条件是：病理检测证实的 HER-2 阳性乳腺癌，定义为免疫组织化学（IHC）为 3+ 或原位杂交（ISH）结果为 HER-2 基因扩增。

除此之外，德喜曲妥珠单抗及曲妥珠单抗 - 多卡马嗪还可以用于 HER-2 低表达乳腺癌。HER-2 低表达乳腺癌定义为：免疫组织化学（IHC）为 1+ 或免疫组织化学（IHC）为 2+ 且原位杂交（ISH）结果为 HER-2 基因未扩增。

2. 度知长短——HER-2 阳性如何判定?

正如前面提到的,抗 HER-2 靶向药物适用于 HER-2 阳性患者,那么,HER-2 阳性如何判定呢?

乳腺癌 HER-2 表达的检测有两种方法：

（1）蛋白水平检测：采用免疫组织化学（IHC）法检测乳腺癌组织 HER-2 蛋白的表达，若显示 0 则为阴性；显示 1+ 则为低表达；显示 2+ 则为不确定状态，需要进一步加做基因水平检测确定；显示 3+ 则为阳性。

（2）基因水平的检测：采用荧光原位杂交（FISH）法检测 HER-2 基因扩增水平，若扩增则为 HER-2 阳性。这项检测具有敏感度高、准确性较高、重复性好等优点，已成为较常见的 HER-2 基因检测方式之一。

综上，目前 HER-2 阳性主要定义为免疫组化提示 3+ 或免疫组化提示 2+ 且 FISH 阳性。

3. 珠联璧合——常用抗 HER-2 靶向药物及配伍原则

（1）单克隆抗体药物：曲妥珠单抗、帕妥珠单抗、伊尼妥单抗、马吉妥昔单抗。这类药物除了在辅助治疗阶段或者维持治疗阶段可单独使用，其他情况下通常需要与化疗药物（如紫杉醇类、长春瑞滨、卡培他滨、艾立布林等）联用，能起到协同作用，发挥更好的抗肿瘤效应。除此之外，曲妥珠单抗和帕妥珠单抗有时可与内分泌治疗联用。

（2）酪氨酸激酶抑制剂（TKI）：拉帕替尼、吡咯替尼、奈拉替尼、图卡替尼。这类药物除了在辅助治疗阶段或者维持治疗阶段可单独使用，其他情况下通常需要与化疗药物（如紫杉醇类、长春瑞滨、卡培他滨、艾立布林等）或者内分泌治疗联用，能更好地发挥抗肿瘤效应。

（3）抗体偶联药物：恩美曲妥珠单抗（T-DM1）、德喜曲妥珠单抗（T-DXd）、曲妥珠单抗－多卡马嗪（SYD985）。由于这类药物本身是单克隆抗体偶联化疗药物，因此，通常情况下不需要再额外化疗，单独使用即可达到较好的抗肿瘤效应。

4. 微不足道——抗 HER-2 靶向药物的常见副作用

大行不顾细谨，大礼不辞小让，由于靶向药物有特异性靶点，因此，对周围正常组织和细胞的损伤相对较小，对于 HER-2 阳性乳腺癌患者来说，使用抗 HER-2 靶向治疗带来的获益远大于其副作用。因此，患者不必太过于纠结靶向药物的副作用，如果没有禁忌证，建议 HER-2 阳性乳腺癌患者尽可能地使用靶向药物进行治疗。

由于不同靶向药物会有不同的副作用，因此应用时需予以注意。例如，单克隆抗体曲妥珠单抗常见的副作用包括心脏毒性（可表现为射血分数下降、心律失常、胸痛），输注相关反应（如寒战、发热）等。酪氨酸激酶抑制剂，如吡咯替尼常见的副作用包括胃肠道反应（如腹泻、呕吐、恶心、口腔黏膜炎）、皮肤反应（如手足综合征、色素沉着障碍）等。抗体偶联药物 T-DM1 常见的副作用包括骨髓抑制（如血小板降低）等。

在治疗的过程中，对于一些常见的副作用，医生应予以关注，必要时应给予适当的处理。

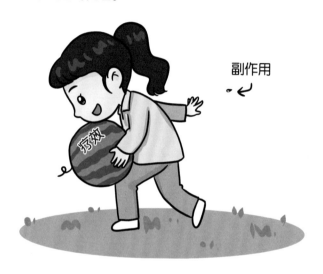

5. 善择时机——抗 HER-2 靶向治疗时机与时长

抗 HER-2 靶向治疗能明显改善 HER-2 阳性乳腺癌患者的预后，是这类乳腺癌综合治疗的"基石"，在治疗中占有十分重要的地位。总体上来说，无论是早期还是晚期乳腺癌，都应尽早使用抗 HER-2 靶向治疗，效果更佳。

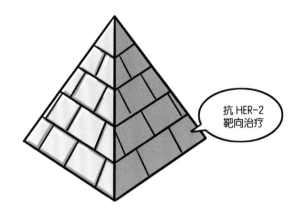

抗HER-2靶向治疗是HER-2阳性乳腺癌综合治疗的"基石"，
不可或缺，一定要夯实夯牢，原则上建议尽早使用

对于早期乳腺癌患者来说，在新辅助治疗阶段，抗HER-2双
靶联合化疗可以达到降低临床分期，提高手术切除率的目的；此
外，还可以早期获得药物敏感性信息，指导乳腺癌强化治疗，在
乳腺癌综合治疗中占有重要地位。新辅助治疗时长一般为4～6
个周期，也有治疗长达9个周期的。在术后辅助治疗阶段，推荐
使用一年的曲妥珠单抗单药或曲妥珠单抗联合帕妥珠单抗。

对于晚期乳腺癌患者来说，靶向治疗时长尚无定论，但一般
情况下，在曲妥珠单抗及帕妥珠单抗解救治疗有效的情况下，靶
向治疗可一直使用，直到病情进展。对于一类抗HER-2靶向药物
耐药进展的患者，可考虑更换另一类抗HER-2靶向药物进行治疗，
抗HER-2靶向药物应贯穿治疗的全过程。

6. 风起云涌——抗 HER-2 抗体偶联药物

抗 HER-2 抗体偶联药物是一种很有潜力的新型靶向药物，具有抗体的高选择性及偶联药物的高活性，更易命中肿瘤这个"靶标"，并且很好地发挥抗肿瘤效应。目前，抗 HER-2 抗体偶联药物包括以下两种：恩美曲妥珠单抗（T-DM1）和德喜曲妥珠单抗（T-DXd，DS-8201）。

T-DM1 由曲妥珠单抗与细胞毒性药物美坦新组合而成，是最早研发的抗 HER-2 的 ADC 药物，也是我国首个上市的针对乳腺癌的 ADC。T-DM1 与拉帕替尼联合卡培他滨相比，T-DM1 显著改善了患者的无进展生存和总生存。基于这一结果，2022 CSCO 指南及 2022 CBCS 指南推荐 T-DM1 应用于既往接受过紫杉醇类和曲妥珠单抗的 HER-2 阳性晚期乳腺癌患者。

T-DXd 由曲妥珠单抗和拓扑异构酶抑制剂 DXd 组成，其药物抗体比达 8 : 1，远高于 T-DM1。独特的肽连接子使 T-Dxd 的抗肿瘤效应更强。在 HER-2 阳性晚期乳腺癌二线治疗中，T-DXd 的效果优于 T-DM1，最终结果支持 T-DXd 成为 HER-2 阳性晚期乳腺癌的标准二线治疗。DS-8201 可以说是 T-DM1 的升级版，功能更强大，但目前尚未在中国上市。

此外，一些其他的 ADC 药物也正在开展临床试验，如 SYD985、ARX788、RC48 等，未来将有更多的 ADC 药物上市，造福乳腺癌患者。

7. 沧海遗珠——可以治疗 HER-2 低表达乳腺癌的药物

过去，临床医生总是最先把 HER-2 阳性乳腺癌患者"挑出来"，然后进行精准治疗。而对于 HER-2 临界状态的患者，由于缺乏抗 HER-2 治疗的指征，只能采用 HER-2 阴性乳腺癌患者的治疗方式。但是，HER-2 阴性乳腺癌患者中，除了 HER-2 零表达（一个 HER-2 分子都没有表达）患者，还有相当一部分事实上是 HER-2 低表达（即 HER-2 为 1+ 或 2+ 且 FISH 阴性）患者，其占比高达 45% ～ 55%。除了既往常规的化疗和内分泌治疗，目前还有新型 ADC 药物可以治疗这部分患者。

T-DXd 除了在 HER-2 阳性晚期乳腺癌患者治疗中显示出良好的疗效，由于其效应药物与 T-DM1 相比具有更高的渗透性，有助于发挥旁观者效应，因此，在 HER-2 低表达乳腺癌患者的治疗中也显示出较好的疗效。在 HER-2 低表达乳腺癌患者中，无论患者激素受体状态如何，与化疗相比，T-DXd 在无疾病进展生存和总生存方面均有明显改善，是 HER-2 低表达乳腺癌患者的一种新的治疗选择。

曲妥珠单抗 - 多卡马嗪（SYD985）是近年来研发的另一种 ADC 药物，同样可通过旁观者效应对 HER-2 低表达乳腺癌患者的细胞产生细胞毒性。在一项针对晚期乳腺癌的 I 期试验中，SYD985 治疗 HER-2 低表达乳腺癌患者的缓解率为 27%，中位无疾病进展生存期为 4.1 个月。期待其更多的临床试验数据公布。

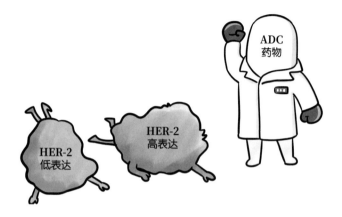

8. 旭日东升——新型 Trop-2 靶向药物

Trop-2 是一种细胞表面糖蛋白，在正常组织中几乎检测不到，但是在多种肿瘤细胞表面过表达，与肿瘤进展和不良预后相关。研究显示，Trop-2 在 80% 的乳腺癌中过表达，尤其是在三阴性乳腺癌中，过表达达 90% 以上，是乳腺癌的潜在治疗靶点。

戈沙妥珠单抗由抗 Trop-2 抗体与拓扑异构酶抑制剂 SN-38 构成，也是一种新型的抗体偶联药物。在三阴性乳腺癌中，与标准化疗相比，戈沙妥珠单抗显著提升了无疾病进展生存及总生存，疗效显著。因此，国内外权威指南共同推荐戈沙妥珠单抗用于转移性三阴性乳腺癌的治疗，该药已于 2022 年 6 月在国内获批上市，适用于既往至少接受过两种系统治疗（其中至少一种治疗针对转移性疾病）的不可切除的局部晚期或转移性三阴性乳腺癌成人患者。

此外，在激素受体阳性乳腺癌患者中，与使用卡培他滨、长春瑞滨等药物相比，使用戈沙妥珠单抗后无疾病进展生存明显延长，疗效也较好，可作为激素受体阳性晚期乳腺癌患者有限选择外的一种全新方案。

9. 补偏救弊——针对 BRCA 基因突变的靶向药物 PARP 抑制剂

BRCA 基因突变是一类可以通过遗传方式传递给后代的突变类型，不同性别的子女都可能从父母处继承此基因突变，具有该基因突变的健康人患乳腺癌和卵巢癌的风险更高。

PARP 与 BRCA 共同调控细胞的 DNA 修复损伤的过程，当 BRCA 基因缺陷时，细胞自带的 DNA 损伤修复功能受限，导致双链损伤无法修复；但此时癌细胞还可以通过 PARP 对单链损伤进行修复。如果使用 PARP 抑制剂，则可以掐断癌细胞的最后一根"救命稻草"，使双链和单链的 DNA 损伤均无法修复，最终导致癌细胞死亡。

目前，有多种 PARP 抑制剂［以奥拉帕尼（Olaparib）、他拉唑帕尼（Talazoparib）、维利帕尼（Veliparib）、尼拉帕尼（Niraparib）为代表〕已经上市或正处于临床研究阶段。其中，Olaparib 是第一个用于 BRCA 突变的 HER-2 阴性转移性乳腺癌患者的 PARP 抑制剂。

研究发现，与使用标准化疗方案（化疗组）相比，Olaparib 能延长乳腺癌患者的生存时间。在安全性上，Olaparib 组 3 级以上不良反应的发生率低于化疗组，能使 BRCA1/2 突变的转移性乳腺癌患者的生存质量显著提高。

10. 扶危渡厄——可以针对脑转移的靶向药物

乳腺癌是女性发病率最高的恶性肿瘤，其中，20% ~ 25% 为 HER-2 阳性乳腺癌，30% ~ 50% 的该类型乳腺癌患者会发生脑转移，严重影响患者的生活质量，威胁患者的生命。

人体存在一道防线叫"血脑屏障"，这道防线大多数时候不仅可以阻止细菌等异物进入大脑，还可以阻挡药物进入大脑，因此大部分化疗药物及大分子靶向药物不能从血液进入大脑，导致转移至大脑的肿瘤细胞无法被有效杀灭。因此，脑转移是抗肿瘤药物治疗的"盲区"。

对于 HER-2 阳性乳腺癌脑转移患者，手术及放疗是其主要的治疗手段。但手术切除仅适用于局限性脑转移，作用十分有限，且术后复发率高，需要进行补充放疗。放疗是 HER-2 阳性乳腺癌脑转移的主要治疗手段，但有剂量限制，通常不能反复、多次治疗，并且放疗可引起认知功能障碍等不良反应，对患者的生活质量影响较大。因此，研发出能透过血脑屏障的药物十分重要。

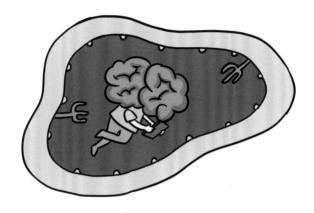

随着靶向药物的不断研发，近年来，一些抗 HER-2 靶向药物，如酪氨酸激酶抑制剂，包括吡咯替尼、图卡替尼、奈拉替尼等，能透过血脑屏障，显著改善 HER-2 阳性乳腺癌脑转移患者的预后。这类药物分子量小，容易透过血脑屏障，达到有效的血药浓度，以杀伤脑转移癌细胞。此外，有研究显示，抗体偶联药物 T-DXd 也能延长 HER-2 阳性乳腺癌脑转移患者的无疾病进展生存。总体来说，乳腺癌脑转移患者的治疗手段相对有限，疗效较差，未来还需要科学家们研发出更多有针对性的药物。

Chapter 8

放疗知多少

1. 去粗取精——善用放射治疗

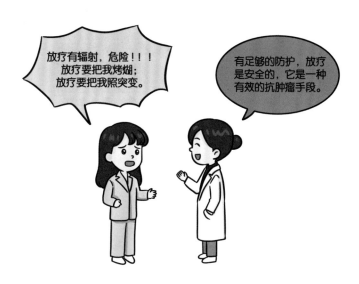

提到放射治疗，很多人首先想到的是辐射，因此很畏惧放疗，但恐惧常源于人们对事物的不了解、不确定，今天我们就一起来了解放射治疗。

放射治疗简称放疗，是利用放射线杀死或破坏癌细胞，阻止其生长。放疗是一种肿瘤疾病的局部治疗方法。放疗在乳腺癌综合治疗中具有重要作用，根据病情可以应用于乳腺治疗的各个阶段。

（1）早期乳腺癌：放疗在早期乳腺癌中运用十分广泛，几乎所有做了保乳手术的患者都需要放疗。放疗与保乳手术相结合，可使患者获得与全乳腺切除术相同的疗效。此外，放疗作为改良根治术后的辅助性治疗手段，显著改善了高复发风险患者的局部控制率和总生存率。对于早期乳腺癌患者，放疗作为手术的补充，主要作用是减少复发转移的风险。

（2）局部晚期乳腺癌：术前放疗及联合其他全身治疗手段，可降低肿瘤分期，创造手术切除机会。

（3）晚期乳腺癌：在全身治疗的基础上，病情稳定好转的情况下，局部乳腺病灶或远处转移病灶姑息性放疗，可有效缓解症状，减轻痛苦，提高患者的生活质量。

（4）肿瘤急症：对于肿瘤急症，如上腔静脉压迫综合征、脊髓压迫等，单独使用放疗或与其他全身治疗联合，可以达到迅速缓解患者症状的作用。

2. 游刃有余——放疗技术有好炫

随着影像学技术和计算机技术的发展，目前已进入"精准放疗时代"，与传统放疗相比，"精准放疗"能够更加精准地定位，清除肿瘤病灶的同时减少对病灶周围正常组织的损伤。总体概括为"四最"：靶区照射剂量最大，周围正常组织受量最小，靶区剂量最均匀，靶区定位照射最准确。"精准放疗"的优点是高精度、高剂量、高疗效、低损伤，在临床中应用广泛。目前常见的"精准放疗"包括以下几种。

（1）立体定向放疗（SRS）：以立体定向为基础，精准定位靶向病灶，并通过 γ 射线刀、X 射线刀一次性切除病灶肿瘤，具有病灶清除彻底、放射伤小、定位准确等优势。但由于辐射剂量较大，SRS 仅适用于体内圆形肿瘤、各类颅内肿瘤的治疗。

（2）三维适形放疗（CRT）：基于三维重建技术，根据定位的肿瘤靶区范围、形状塑造适形照射野，并通过射线刀精确、高效地清除病灶。CRT 在保留 SRS 优势的前提下拓展了适应证的范围，对于凸面的肿瘤清除效果较好。

（3）适形调强放疗（IMRT）：虽然 SRS、CRT 放疗技术与传统的放疗技术相比定位更加立体、精确，剂量由点转面，放疗安全性明显提高，然而其辐射点剂量的分配尚不够精细，未能实现辐射量在病灶范围内的非均性分布，未达到适形要求。IMRT 技术则能弥补上述缺陷，由物理师根据医师的放射剂量需求调节个体照点体积，从而实现剂量的非均性分配，满足实际放疗需求。

（4）图像引导放射治疗（IGRT）：一种四维放疗技术，在三维放疗技术的基础上融入时间概念，充分认识到治疗过程中运动和每次治疗位移误差（如呼吸动度、摆位误差等）引起的偏移，减少误差对治疗的影响，治疗前、治疗中通过影像设备对照射靶区实时监控，及时调整治疗系统条件，使放射野"紧随"靶区，做到治疗更加精确。

3. 有条不紊——放疗的准备工作和计划制订

放疗计划是放疗过程的重要组成部分，并且可能需要多次检查才能最终确定。放疗计划的确定有以下几个步骤。

（1）完善检查：医生会为患者安排检查，掌握更多关于癌症的信息，据此决定治疗部位、照射剂量和治疗次数等。

（2）放疗定位：放疗定位是放疗前必须要做的一个重要工作，是通过仪器找到肿瘤的位置，从而确定放射的范围。定位的主要目的是保证照射部位的精确性，尽可能地增加疗效，并且减少对正常组织的损伤。

（3）做体膜：在做放疗前，应用一种特殊的塑料做一个适合患者的模板，把患者固定在治疗床上，防止患者在放疗时由于姿势变换，造成正常组织受到射线的破坏。放疗过程中，患者可以正常听见、说话和呼吸，但刚开始可能会让患者感到不适或对幽闭环境的恐惧。如果患者为此事担心，可以告诉医护人员，他们会协助患者应对问题。

（4）放疗计划的制订：扫描以后，医生根据患者的肿瘤部位，对放疗的靶区进行勾画，制订放疗计划。

（5）复位：放疗计划做好以后，安排患者做一次复位，检测体位是否可以完成治疗。

（6）皮肤标记：为了确保每次放疗辐射都可以对准同一位置，可能会在皮肤上做两到三个很小的、半永久性的符号标记。但标记会逐渐褪色，后续放疗可能需要重新绘制。

（7）放疗：复位完成以后医生会安排患者开始正式治疗，治疗过程中患者需要去治疗机房。治疗机房是一个封闭式环境，患者要躺到治疗床上，进行体膜固定，技术员根据激光线进行摆位，摆到合适位置后实施放疗计划，对患者进行照射。照射过程中患者一般不会感觉到明显不适，放疗持续 5 分钟左右结束。

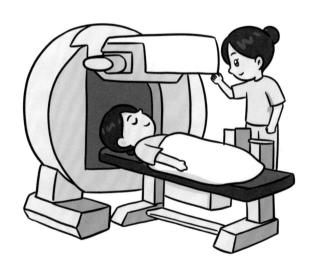

4. 相得益彰——保乳手术和放疗

随着人们对乳腺癌的深入认识和对美及高质量生活的追求，保乳手术已成为乳腺癌手术治疗的一种重要形式。

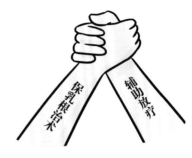

乳腺癌保乳术具有手术创伤小、美观性好、功能损害轻等特点，减少患者的身体缺失感与自卑感，有利于家庭的和谐及患者的身心健康。目前大量临床研究已证实，对早期乳腺癌若能正确应用保乳手术，术后给予辅助放疗，可取得与根治性手术相当的疗效。因此，乳腺癌保乳术越来越受欢迎。

原则上接受保乳手术的患者均需接受放疗。但是，对于同时满足以下特定条件的患者，权衡利弊，并且充分考虑患者的方便程度、全身伴随疾病及患者意愿，可以考虑不做放疗：年龄 ≥ 70 岁；病理学分期为 T1N0M0；激素受体阳性；切缘阴性且可以接受规范的内分泌治疗。

5. 万无一失——乳腺癌根治术后的放疗

乳腺癌改良根治术是一种目前较常用于乳腺癌根治的手术方

式，主要是指切除整个乳腺组织加上腋窝淋巴结清扫，同时保留胸大肌和胸小肌，或者仅保留胸大肌。对于某些有高危因素的患者，仅进行手术切除是不够的，术后还需要进行辅助放疗，方能最大限度地降低局部复发和区域淋巴结转移风险，提高治愈率。

患者是否放疗需根据患者自身的病情在专业医生的指导下确定，如果患者具有下列危险因素之一，是需要进行辅助放疗的：原发肿瘤最大直径≥5 cm，或肿瘤侵及乳房皮肤、胸壁；腋窝淋巴结转移≥4枚；淋巴结转移1～3枚且合并高危因素；T1-2期乳腺单纯切除联合前哨淋巴结活检，如前哨淋巴结活检阳性，在不考虑后续腋窝清扫时，推荐术后放疗。

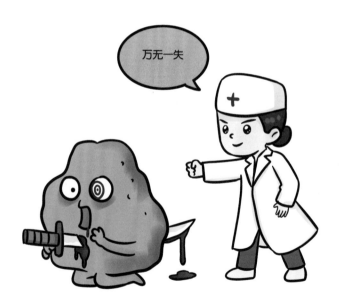

6. 并行不悖——术中放疗

术中放疗是一种在手术过程中对肿瘤所在部位、残存病灶和淋巴引流区等实施一次近距离、大剂量照射的放疗方法。

近年来，随着可移动术中放射治疗设备的出现，术中放疗得到了极大的发展。移动式术中放射治疗放射探头小，即便在小切口乳腺癌手术中也能灵活应用，搭配精确的定位系统及立体定向头架，可对肿瘤的相关部位进行放疗。

术中放疗对乳腺癌而言具有以下优势：

（1）生物学效应高：乳腺癌为放疗中度敏感肿瘤，与放疗敏感肿瘤相比，对低剂量的放疗不敏感，而更容易在单次单剂量放疗中获益。由于术中放疗采用单次大剂量放疗，因此其生物学效应高于常规放疗。

（2）时效性更好：一方面，术中放疗与手术同时进行，对复发高危区域尽早予以放射治疗，可降低局部复发风险；另一方面，术中放疗可降低手术本身及术后瘢痕牵拉等导致肿瘤部位改变的风险，从而最大限度地对肿瘤所在部位施行精确定位放疗。

（3）安全性良好：术中放疗可以最大限度地通过物理遮挡等方法，将正常组织排除在射野之外，安全性好。

（4）患者接受度高：采用单次较大剂量放疗，可以减少术后放疗次数、缩减放疗疗程，不仅增加患者对放射治疗的依从性，

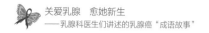
还在一定程度上减轻患者的经济负担和心理负担。

术中放疗虽好，但只适合部分特定患者，需结合具体病情谨慎选择，切勿滥用。

7. 坚持不懈——术后辅助放疗的时机与时长

做完手术以后，通常需结合肿瘤分子类型、肿瘤分期等，进行化疗、放疗、内分泌治疗、靶向治疗等综合抗肿瘤治疗，以降低肿瘤复发、转移风险。术后放疗、化疗均需尽早执行，尽量在术后半年内完成。

术后放疗应在最后一次化疗结束后 2～4 周内开始；由于其他原因没有化疗的患者，可在手术切口愈合，上肢功能恢复后开始放疗——这种情况下建议在手术后 8 个星期以内开始。

对于乳腺癌改良根治术后患者，辅助放疗的常规剂量为 50 Gy，分 25 次完成，每周做 5 天，每天 1 次，周末休息，所以总共需要 5 个星期。此外，对于保乳手术后患者，全乳照射 5 个星期后，还需加量 5～8 次，因此大约需要 6 个星期。

但如果肿瘤分期较晚或者是复发的病灶，则可能给予补量照射，这样放疗的时间会更长。

8. 雪中送炭——常见肿瘤急症的放疗

肿瘤急症是指肿瘤患者在疾病发生、发展或治疗中出现的一切危及生命的合并症。这些急症如果不能及时处理，往往会导致严重的后果，甚至危及生命。所以，临床上一旦发现肿瘤急症，就需采取紧急措施进行治疗，使患者转危为安，为后续抗肿瘤治疗争取时间，提供机会。如果乳腺癌患者出现以下情况，应及时给予放疗，以缓解患者的症状。

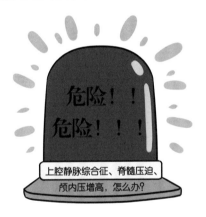

（1）上腔静脉综合征：出现面部水肿、发绀，胸壁静脉及颈静脉明显凸起，上肢水肿，呼吸困难，不能平卧等。放射治疗单用或与其他治疗联用可缓解上腔静脉综合征，同时予以利尿剂、激素等对症处理可以缓解症状。

（2）脊髓压迫：常见症状包括肢体无力、感觉缺失和自主机能障碍等。脊髓压迫发展迅速，一旦截瘫很难恢复正常。对不能手术的患者应尽快采取放疗，同时予以激素减轻水肿。

（3）颅内压增高：乳腺癌脑转移后会出现颅内压增高，这时大脑会因为过高的压力而形成脑疝，严重者可危及生命。常见症状包括头昏、头痛、恶心、呕吐、癫痫、意识障碍等，放疗同样适用于脑转移引起的颅内压增高的急症。

9. 伺机而动——脑转移病灶的放疗

随着乳腺癌患者生存时间的明显延长，脑转移的发生率也越来越高，在乳腺癌病程中，15%～30%的患者会发生脑转移。由于血脑屏障的存在，极大地削弱了大部分抗肿瘤药物对脑肿瘤的杀伤作用，因此乳腺癌脑转移患者的预后极差。

乳腺癌脑转移患者的局部治疗方式包括手术、全脑放疗和立体定向放疗，治疗方式的选择取决于患者脑转移病灶的数目、大小、是否弥漫性转移、颅外疾病控制情况和一般状况等。

（1）手术：适用于位置浅、容易切除的单发病灶，有利于术后获得病理结果，但术后仍需结合放疗。

（2）全脑放疗：适用于脑多发转移灶，也可作为手术或 γ 射线刀治疗后周边亚临床病灶的补充。全脑放疗可开放血脑屏障，有利于部分抗肿瘤药物进入脑组织。

（3）立体定向放疗：目前主要的放疗方式，局部控制率可达

98%，适用范围广，不良反应轻，缓解症状快，可单用，也可与全脑放疗联用或用于全脑放疗后再复发的治疗。

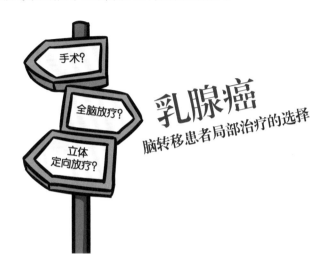

10. 扬长避短——放疗的副反应和应对措施

放疗与化疗相比，副作用较小，但放疗期间仍然会发生一些副作用，需要引起重视。

（1）放射性肺炎：肺组织受到放疗损伤而引起的炎症反应，发生率为 1% ~ 6%。影响因素与照射总剂量、分次剂量、照射容积及化疗药物有关。应对措施：轻者无症状，炎症可自行消退；重者肺部广泛纤维化，严重影响呼吸功能。糖皮质激素对急性期炎症有一定的控制作用。

（2）心血管损伤：心血管受照射影响而产生，主要发生于左

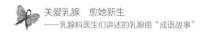

侧照射。目前随着放疗技术的发展和完善，大大降低了照射对心脏的毒性。

（3）上肢水肿：与手术对腋窝淋巴结清扫程度有关，对腋窝放疗会加重上肢水肿及上肢功能障碍。前哨淋巴结活检应避免腋窝过度清扫，严格掌握腋窝放疗指针，尽可能避免腋窝不必要的放疗。尽早规范地进行上肢功能锻炼。

（4）皮肤反应：治疗区皮肤出现发红、干燥、刺痛及发痒等，随后皮肤会潮湿、肿胀、起泡、糜烂、变硬。皮肤反应是暂时的，放疗结束后会愈合，但皮肤可能出现永久性色素沉着。应对措施：穿着宽松柔软的棉质衣物，照射区域皮肤避免涂抹刺激性药物、酒精、药膏、香水、护肤品等，如果发生放射性皮炎可用皮质激素类、消肿收敛类的软膏。若发生严重放射性皮炎，可暂停放疗。

（5）骨髓抑制：相对化疗来说，放疗引起骨髓抑制较轻。骨髓中造血细胞增殖旺盛，对放射线敏感。放射对骨髓的损害程度取决于放疗剂量、放疗范围、放疗部位、放疗照射时间等，主要影响粒细胞的生成，造成白细胞下降。平时应注意监测并且及时进行相关治疗。白细胞下降后应采取升白细胞等对症治疗。

Chapter 9

胜利归来，不可懈怠

1. 来回来去——治疗结束后做好随访

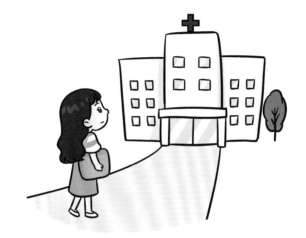

宝剑锋从磨砺出，梅花香自苦寒来。在完成了漫长的综合治疗后，患者终于可以回归正常的生活了，但是，也不能忘记很重要的一个环节：治疗后的随访。

乳腺癌在手术后2—3年和7—8年会有两次复发高峰，因此，需定期返院做好随访，在难以避免肿瘤复发的情况下尽量把癌症扼杀在早期阶段，并尽早干预。此外，放疗和化疗等具有一定的心脏毒性、肺毒性等，定期随访还可以帮助患者及早发现不良反应和伴随疾病，并及时进行治疗。

目前，对于早期乳腺癌患者，建议术后 1—2 年每 3 个月随访一次；术后 2—5 年每半年随访一次；5 年以后每年至少随访一次。晚期乳腺癌患者因病情易发生变化，建议每 2 ~ 3 个治疗周期或每 2 ~ 3 个月复查一次。

2. 贤妻良母——乳腺癌患者的妈妈梦

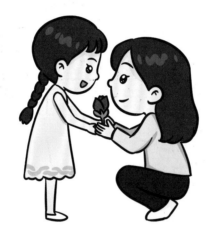

有资料显示，我国青年女性患乳腺癌的情况比西方国家更为常见，我国女性乳腺癌的平均诊断年龄为 45 ~ 55 岁，比西方国家早了 10 年。乳腺癌逐渐有年轻化趋势，而我国平均生育年龄却在不断延后，这就导致有不少乳腺癌患者在确诊时还未生育。

那她们是否就永远失去了当妈妈的机会呢？答案是否定的。

目前，我们不建议患者在治疗期间怀孕，因为无论是化疗、放疗、内分泌治疗还是靶向治疗，这些抗肿瘤药物对胎儿都有一定的致畸作用，会严重危害胎儿的发育。而且对于激素受体阳性的乳腺癌患者来说，怀孕后体内的雌激素和孕激素会明显上升，也容易促进乳腺癌的进展和转移。

然而，乳腺癌患者接受了规范的综合治疗后，在一定的条件下，是可以考虑生育的。目前国内外相关文献建议早期乳腺癌患者在完成综合治疗 2～3 年后可以尝试怀孕。

此外，由于内分泌治疗时间较长，一般需要 5 年甚至 10 年时间，在此期间，若患者想要怀孕，也建议在疾病未出现复发的前提下，停止治疗 3～6 个月以上，度过药物的洗脱期才能选择妊娠。

需要注意的是，暂停抗肿瘤药物也可能导致疾病进一步发展。因此，在月经规律、各项身体机能良好的基础上，如果决定要怀宝宝，也应和主治医生充分沟通，选择最佳的受孕时间。

3. 量力而行——乳腺癌患者的运动建议

适当的运动可以提高乳腺癌患者的身体素质，增强免疫力，帮助缓解紧张和抑郁的情绪，提高生活质量。但是运动过程中要遵循循序渐进的原则，量力而行。

在乳腺癌手术后，患者可在医护人员的指导下开始患肢康复训练，从开始的伸指、握拳、屈腕等关节锻炼，到屈肘及前臂伸屈锻炼，再到患侧前臂内收、内旋、向前抬高伸展、逐步上举等活动，上述步骤大概可以在术后 10 天内逐渐完成，10 天后可逐渐开始肩关节外展及旋转运动，直至患肢完全恢复。若在训练过程中感到疲劳，应暂缓功能锻炼，待缓解后再开始。

在完成术后患肢康复训练后，患者可结合自己患病前的活动量选择一项适合自己且可以坚持下去的有氧运动，例如，慢跑、快走、骑车、游泳、打太极拳、有氧舞蹈等。每周坚持至少 150 min 的运动时间（大致为每周 5 次，每次 30 min，也可根据个体差异适当调整）。

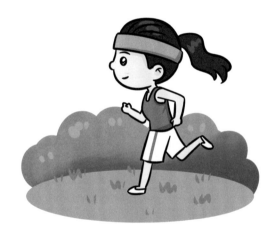

但需注意的是，运动时应避免高强度剧烈运动，并且要保护好患肢，尽量避免患肢负重而造成淋巴水肿。若有心血管等伴随疾病，运动前还应咨询专科医生的意见。

4. 复旧如初——何时及如何佩戴义乳?

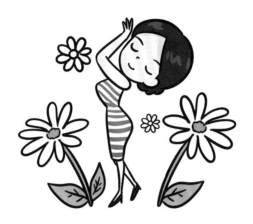

　　爱美之心，人皆有之。切除一侧乳房后，如果没有进行乳房重建就会造成两侧乳房不对称，影响美观；久而久之，也可能造成患者的自卑情绪，影响生活质量。由于各种原因没有进行保乳手术或乳房重建术的患者，建议采用佩戴专业义乳的方法来保持体形美观。

　　义乳，又称为人工乳房、假乳房，是乳腺癌患者手术切除乳房后的替代品，它能有效地填补女性乳房手术后的身体缺陷，帮助女性重拾信心，恢复女性风采。义乳经过科学计算后制作，可保证其重量与对侧正常乳房重量十分接近，维持术后身体平衡，其材质多是医用硅胶，密度、柔软度与正常乳房非常相近，佩戴后感觉自然。

　　术后佩戴义乳的时间通常是根据伤口愈合的程度来确定的，

一般来说，手术后 4～8 个星期乳房伤口已基本愈合，此时身体如果没有不适，可开始佩戴义乳。目前，义乳根据形状不同可分为水滴形轮廓义乳、三角形轮廓义乳、螺旋形轮廓义乳等，患者需根据自己的手术范围和乳房外形选择一种适合自己的义乳。选择好义乳后，再配合使用一种设有装义乳的小布袋的专用文胸即可正常佩戴了。

5. 亲密无间——乳腺癌患者的性生活

随着乳腺癌患者预后的不断改善，医学界已逐渐将乳腺癌视为一种慢性疾病，因此，乳腺癌女性的要求也逐渐从延续生命转变为整体生活质量的提高，其中性生活是生活质量的重要组成部分。

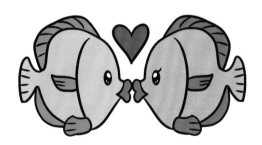

乳腺癌患者手术后由于乳房缺失和胸部畸形，产生自尊心受损、自我价值感降低等不同程度的心理障碍；同时，抗肿瘤治疗的药物在一定程度上也影响了其正常的激素分泌，例如，乳腺癌

化疗药物可能引起卵巢功能早衰，乳腺癌内分泌治疗药物可能引起更年期症状等，这些心理和生理的改变均可导致女性回避性生活。

其实，乳腺癌患者是完全可以过性生活的，适当的性生活不仅有利于身体健康，还有利于心理健康。和谐的性生活有利于维持患者体内激素的平衡，提高机体免疫功能，对疾病本身有积极作用。

肿瘤不会通过性生活传播，因此对男性无任何影响，夫妻之间和谐的性生活，有利于患者心理的康复和维持家庭和谐。但也要注意性生活要适度，最好不要感到疲惫，同时也要注意使用避孕套而不是口服避孕药进行避孕。

6. 青丝如绢——如何应对脱发?

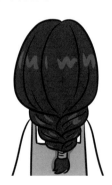

脱发分为生理性脱发和病理性脱发，乳腺癌常用的化疗药物是蒽环类和紫杉醇类，这些药物均会引起脱发。但化疗药物导致的脱发不是永久性的，一般在化疗结束后 2 ~ 3 个月就可以长出

新的头发。但由于毛囊受到损伤，新长出来的头发可能比较细软甚至卷曲。

虽然化疗会带来脱发的副作用，影响了容貌，但化疗可以杀死体内的癌细胞，降低复发风险，脱发只是暂时的，如果因为脱发问题而拒绝化疗就得不偿失了。因此，患者需要摆正心态、正确看待化疗引起的脱发，在治疗期间做好以下应对措施。

（1）化疗期间，可戴冰帽，冷敷头皮，使头皮局部降温，从而使头皮部毛细血管收缩，降低毛囊处药物的积聚，减少其对头皮和头发的伤害。

（2）洗发时，选择温和的、不含刺激性成分的洗发水，水温适宜，动作轻柔，避免损伤头皮，避免使用损伤头皮的物品，如烫染剂等。

（3）当掉发较严重时可将头发剪短，严重脱发时，可将头发剃光，这样更易打理并便于保持周围环境的清洁，为了保持美观，可选择佩戴心仪的、匹配的假发。

（4）外出时，带上围巾、帽子、假发，冬季可帮助保暖，夏天可避免阳光直射。

7. 五味俱全——日常饮食原则

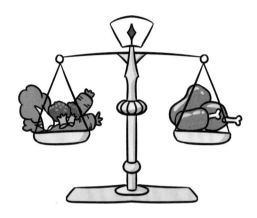

《汉书·郦食其传》曾云："王者以民为天，而民以食为天。"中国人历来注重自己的饮食，因此，当患者在得知自己罹患乳腺癌后，经常会问医生饮食有什么禁忌。

其实，在乳腺癌患者的日常饮食中，我们既不提倡"百无禁忌"，什么都吃；也不提倡"战战兢兢"，什么都不吃。更多的时候，我们建议五大类食物（粮食类、蛋白质类、蔬菜类、水果类、油类）均衡摄入，在此原则下适当减少脂肪类食物的摄入，增加高纤维食物的摄入。

术后还要特别注意补充富含蛋白质的食物，尤其是优质蛋白，如牛肉、鱼肉等。研究表明，乳腺癌的发生发展与雌激素水平相关。因此，乳腺癌患者需在饮食上尽量减少富含动物雌激素的食物，包括蜂蜜、蜂王浆、雪蛤、动物胎盘等；但可食用豆制品类食物，因为豆制品主要为植物雌激素，在人体内具有双向调节作用，可降低人体内雌激素的作用，目前普遍认为对乳腺癌患者是有利的。

8. 坚持不懈——术后长期服药患者如何坚持下去?

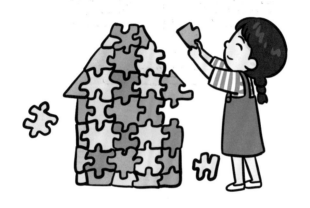

战国时期荀子的《劝学》曾云："骐骥一跃，不能十步；驽马十驾，功在不舍。锲而舍之，朽木不折；锲而不舍，金石可镂。"这段话告诉我们做事情需要坚持不懈，持之以恒，方能获得成功，半途而废则功亏一篑。

激素受体阳性的乳腺癌是所有分子分型中预后最好的一类，而这种类型的患者在经过了手术和放化疗后还需要进行内分泌辅助治疗，2022 CSCO 指南和 2022 CBCS 指南推荐具有中低危复发风险的患者手术后继续进行 5 年的内分泌辅助治疗，而具有高危复发风险的患者甚至需要将内分泌治疗时间延长至 10 年。

　　内分泌治疗药物主要的副作用包括皮肤潮红、疲乏、失眠、关节疼痛、骨质疏松等。虽然大多数患者进行内分泌治疗后副反应都比较轻微，但长时间服药也容易引起懈怠；有的患者在坚持用药 1 ~ 2 年后复查没有问题了，就认为治疗已结束，然后放弃继续服药，这种做法是绝对不可行的。

　　正如本书提到的那样，乳腺癌术后 10 年内会有两次复发高峰，期间任何时间都有可能出现复发或转移，之所以要求患者长期服药，也是因为大量的研究已经证实长时间的内分泌治疗可以降低复发和转移的风险。目前，内分泌治疗药物比较便宜且已纳入医保，并不会增加患者的经济负担。

　　想要坚持长期服药，首先在观念上就应该认识到长期服药利大于弊。其次，要正确面对和处理药物带来的副作用，如果是皮肤潮红、疲乏或失眠之类的症状，可保持良好的心情和心态，适当休息，保证充足的睡眠。对于骨和关节疼痛，在排除类风湿关节炎或骨转移等疾病后，可给予对症止痛治疗，并完善骨骼矿物质密度检查，如果是轻度疼痛可适当补充钙剂和维生素 D，重度疼痛则可以给予双膦酸盐类药物治疗。

　　总之，对于服药过程中出现的不适状况，可及时返院与主治医生沟通，医生给予相应的对症处理，积极改善症状，若确实症状明显且影响生活，也应在主治医生的指导下更换药物，不能随易停药。

9. 安居乐业——如何回归家庭和社会?

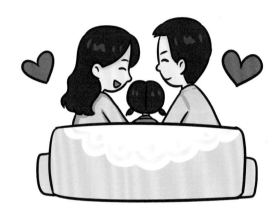

　　风来，只是一道道涟漪，终究会归于平静；雨落，只是一些些涌动，终究会落幕成寂。在经历了疼痛和苦累后，回首才发现原来平淡的生活弥足珍贵。

　　家里亮的那盏灯能够帮助患者驱散心里的阴郁和黑暗，对于患者的亲人和朋友来说，应在患者面前保持良好的心境，多给予患者理解和支持，使患者感受到温暖和爱。对于患者本人来说，在完成了乳腺癌的治疗后，会逐渐回归到生病前的生活轨迹中，逐渐从患者的角色又转变为女儿、妻子、母亲的角色，其中的适应和调整过程并不简单。

　　首先，患者应摆脱病人角色，培养积极、乐观、向上的正面情绪，将自己当成一个健康人看待，发挥主观能动性，独立完成力所能及的事情。其次，患者可通过谈话、心理咨询、心理疏导等方式充分表达自己的情绪，为自己的情感找一个出口。此外，在身体允许的情况下，患者还可以考虑重新回到原来的工作岗位和朋友圈，或是重新寻找一份适合自己体力的工作，避免长时间的熬夜和加班，适当的工作可以帮助患者分散注意力，逐渐回归到健康人的生活，有利于患者的身心健康。

10. 患难与共——乳腺癌康复团体和病友联谊会

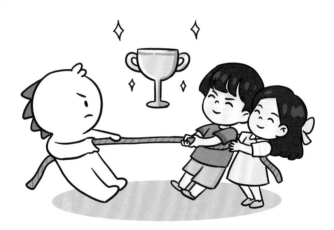

一滴水是成不了水流的，但无数滴水却可以形成滔滔不绝的江河；如果把一个人比作一滴水，那么大家聚在一起的力量就是无穷无尽的。

当一个人刚被诊断为乳腺癌的时候，可能常处于迷茫和困惑中，这时候，往往需要有那么一个人或者一个组织为她指明接下来要走的路或前进的方向。乳腺癌康复团体和病友联谊会就是这样一个组织，它可以让很多新发疾病的患者找到和自己病情相似的朋友，通过她们的经历获知一些真实的感受以及处理问题的方法。在罹患相同疾病的前提下，很容易激发患者之间的共情能力和心理认同，通过相互借鉴、相互鼓励，可以帮助患者保持乐观、平和、积极的心态，增强战胜疾病的信心。

但也要注意的是，应尽量参加由医院或者公益性团体组织的病友联谊会。因为这些组织通常都有专业医务人员参与和指导，可以帮助患者纠正错误的观念，并规避上当受骗的风险。

Chapter 10

互帮互助，共迎美好未来

1. 出水芙蓉——未婚女青年

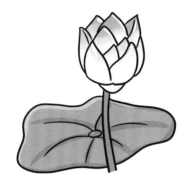

　　娉娉袅袅十三余，豆蔻梢头二月初。正值青春年少、还在上大学的小赵却在自己 20 岁的时候被诊断为乳腺癌。霎时间，苦难如乌云，远远望去只见墨黑一片。

　　她的外婆曾因乳腺癌去世，舅舅也因胰腺癌去世，本来以为这些都只是偶然，但一切却又都有迹可循。她在无意中发现自己的左乳有一个鹌鹑蛋大小的肿块，在网上查了很多资料后，本以为只是最容易出现在年轻人身上的纤维腺瘤，但去医院做完检查后，医生神情凝重地告诉她需要进一步穿刺确诊，不建议直接切除。

她一瞬间好像明白了什么，难道自己也像外婆一样得了乳腺癌吗？可是自己还这么年轻啊，接下来的路该怎么走啊？

穿刺后又经过了几天的等待，这几天对于小赵来说真的是度日如年。大概一周后去医院拿到了穿刺报告，报告上写着：左乳浸润性癌，免疫组化：ER（−），PR（−），HER-2（−），Ki67（40%＋）。

她不敢告诉周围的同学，以家中有事为由办了一年的休学，接下来就是漫长的抗癌治疗。医生告诉她，还好发现得比较早，肿块只有 2.2 cm，腋窝淋巴结和全身其他地方都没有转移，可以直接手术，术后再行化疗。基因检测提示她有 BRCA 基因突变，医生说这可能是她这么年轻就患乳腺癌的主要原因。化疗使她脱发、呕吐、吃不下饭、全身疼痛。但她看到妈妈眼里常含泪光，她想，妈妈心里一定更难受吧。所以她努力让自己坚强，告诉妈妈："没事的，我年轻，身体好，没有其他人那么难受。"

大概在确诊后半年，手术和化疗都完成了，医生说可以回去好好休息，以后定期复查就可以了。小赵和妈妈都松了一口气。住院期间，小赵也认识了很多朋友，她也想通了很多事情，她想，虽然自己有乳腺癌家族史和基因突变，但幸好自己的妈妈现在还健健康康的。虽然她知道年轻三阴性乳腺癌复发风险高，但至少自己发现的时候还是早期，现在也没有其他毛病，等到再有什么问题的那天再来考虑这些事情吧。趁现在自己还年轻，还有很多事情没有体会过，要好好珍惜眼前的日子。

那天，医生问她接下来有什么打算。她回答说，等恢复了还是希望回去把大学读完，感受校园的美好生活，然后找一份不那么辛苦的工作，放假了就去旅游，多去看看外面的世界。

2. 寸草春晖——哺乳期妈妈

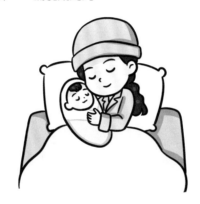

最初张女士是因产后哺乳乳汁淤积导致急性乳腺炎去医院就诊的，双侧乳房红肿，疼痛得厉害，超声科医生在做彩超时发现，张女士的左侧乳腺除了大量的乳汁，好像还有一个直径约 4 cm 的肿块。因为孩子已经有 8 个月大了，张女士最终选择了停止哺乳，使用抗生素消炎的同时服用溴隐亭抑制泌乳。

在乳腺炎好转之后，她在医生的指导下再次复查了乳腺彩超并完善了磁共振、胸部 CT、乳腺穿刺等一系列检查，检查结果出来以后她得到了一个噩耗：她被诊断为乳腺癌伴肺、骨转移。张女士不能理解的是，自己明明以前有产检，也没有发现什么问题，为什么现在一检查就出现转移了呢？虽然医生告诉她，这种情况是有可能的，因为哺乳期乳房乳汁干扰掩盖了乳腺的肿块，可能延误诊断和治疗。但一想到自己的孩子还那么小，以后可能会失去妈妈，张女士就觉得无法接受，因此她第一时间选择了逃避，想着每天都要陪在自己孩子的身边。

张女士拒绝了去医院治疗，选择了相信民间的"偏方"，在家里口服偏方并配以局部外敷。3个月后，肿块继续长大，大小几乎翻了一倍，而且乳房表面还出现了一些红色的凸起，个别地方开始溃烂。她开始慌了，去医院看病，医生严厉地批评了她，觉得她在拿自己的生命开玩笑。她哭了，确实，就像医生说的那样，如果不能尽可能地延长自己的生命，还谈什么想要尽可能多地陪伴自己的孩子呢。

由于张女士的乳腺癌类型是激素受体阴性 HER-2 阳性，所以她接受了化疗联合靶向药物治疗。在第一个疗程结束之后，张女士的肿块就有明显缩小，局部破溃的地方也逐渐愈合。张女士在绝望中看到了一丝曙光，她非常欣喜，逐渐建立起对医务人员的信任，并配合医生的治疗；并且慢慢克服了对癌症的恐惧，重拾了生活的信心。

3. 含辛茹苦——家庭妇女

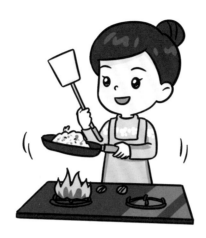

　　熊女士是一位普通农民，平时在家主要是干家务和农活，儿子和女儿都已经成家立业，她一直以来都过着简单而又平凡的日子。直到 4 年前，熊女士在洗澡时无意中摸到右乳有一个鸡蛋大小的肿块，她的女儿立刻将她送到医院检查，她只记得当时医生对她说她患了乳腺癌，是预后比较好的类型。其他关于治疗方案之类的，都是自己的孩子和医生沟通的，因为很多时候她自己也听不太明白。孩子们让她不用管那么多，按照医生的安排一步一步走就好了。

　　此后熊女士经历了手术、放疗和化疗，出院后医生又给她开了一种名叫来曲唑的药物，让她每天坚持吃，定期复查。虽然整个过程都是懵懂的，但是她觉得反正肿块已经切掉了，应该就好了，定期吃药就可以了，每天依然像往常一样生活。就这样平平淡淡地过了 4 年,某天,她突然觉得走路时大腿有点痛,走路时有点跛,于是再次在家属的陪伴下去了医院。完善了检查后医生告诉她出现了骨转移,需要更换治疗药物。

医生告诉她,这次可以换成打针的药加口服的靶向药,但靶向药比较贵,每个月要上万元。她和老公一辈子都没有什么积蓄,4 年前的治疗都是自己子女出的钱。她觉得自己这么大年龄了,子女也都有家庭,不应该因为自己把子女都拖累了,所以她拒绝了靶向治疗。

这个时候,医生告诉他们,现在有一个临床试验,打针的药叫氟维司群,可以免费给她用,除此之外,还有一半的机会可以加上靶向药物,虽然这个靶向药物还没上市,但和市面上上万元的靶向药的治疗原理是一样的。她的子女在网上查了各种信息并多方了解后,觉得这是一个不错的机会,一家人商量后同意参加,她觉得自己还是比较幸运,因为现在既可以治病,又可以节约钱,心里对子女的愧疚也小了许多。后面按照医生的要求,熊女士完善了各种检查,回家后又大概等待了 2 周多的时间,接到医院电话返院查血后医生就给她发药了。

现在,熊女士已经吃了近一年的靶向药物,每个月都去医院做检查和打一次针,每次复查的时候医生都告诉她病情非常稳定。虽然医生也说这些药物可能会有不管用的一天,到时候可能还是要化疗,但她现在觉得已经很满足了,子女都有自己的生活,只要能够过好眼前的日子，自己也没什么好操心的了。

1. 披星戴月——职场精英

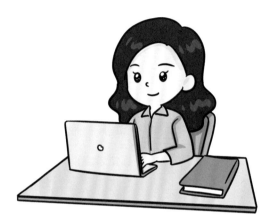

笔者第一次见到肖女士其实是在一次健康访谈节目中，如果不是她自己分享自己的故事，很难想象这样一个精明能干的人也曾是一名乳腺癌患者。

肖女士是一家内衣设计公司的经理，7 年前她被诊断为左乳浸润性癌，分期是 T2N1M0，分子分型是激素受体阳性 HER-2 阴性，也就是内分泌敏感型。刚知道诊断结果的那段时间，肖女士觉得命运像是和她开了一个玩笑，明明每天的工作就是围绕着内衣设计，想着如何保护乳房，凸显女性美，没想到现在自己却有可能切掉乳房。

她向公司请了假，由于她的业务能力着实突出，领导一直都很欣赏她，因此答应她会为她保留一年的职位等她治疗结束。父母和老公对她也一直很照顾，治疗期间轮流陪伴，因为很在意自己的乳房，所以她和主治医生商量后做了乳房重建手术，保留了乳房的外形，术后经历了化疗和放疗。

由于需要坚持服用至少5年的内分泌治疗药物，医生建议她在治疗期间最好不要怀孕，过了复发高峰再考虑怀孕。她当时31岁了，之前一直在为事业打拼所以一直都没生育，现在想怀孕一时半会又实现不了了。当时的她心理压力很大，因为夫妻两人确实想要一个孩子，之前也是因为打拼事业而一直推迟计划，所以当时回家后经常情绪不好。而老公在照顾了她一段时间后也觉得很疲惫，再加上一想到自己可能不会有孩子了就很难受，所以两人经常因为小事而吵架，最终走上了离婚的道路。她觉得那一整年都是灰色的，自己好像失去了所有。

好在一年之后，她逐渐恢复体力，在老板的鼓励下继续回去上班，忙碌的工作让她渐渐忘记了之前的伤痛，笑容又重新出现在她的脸上，那个从容又自信的她慢慢又回来了。后来，去海南出差的时候，她遇到了现在的老公李先生，李先生被她那种精明能干的气质深深吸引，对她展开了疯狂的追求。但那个时候的肖女士内心还是自卑的，所以明确地拒绝了李先生。然而，李先生并没有放弃。后来，肖女士将自己患有乳腺癌的事情告诉了李先生，她本以为这样就可以让李先生知难而退，因为她认为自己这样一个结过婚又患有乳腺癌的人是不可能被人接受的。但让她没想到的是，李先生在知道后并没有退缩，反而在她每次需要复查的时候都陪伴着她，还主动和她的主治医生沟通她的病情，去了解乳腺癌的相关知识。慢慢地，她被李先生打动了，并在3年前结婚。在完成了5年的内分泌治疗后，又等待了半年，他们开始尝试怀孕。现在他们拥有了一个健康的女儿，定居在三亚。

肖女士觉得自己真的很幸运，能够遇到现在的老公，重新拥有一个幸福的家庭，后来，肖女士还和她老公一起成立了一个小型乳腺癌慈善基金会，定期组织乳腺癌病友们参加集体活动，相互鼓励。她想鼓励更多和她一样的人，让她们能像她一样，重新来过，迎来新的人生。

5. 笔下波澜——记者

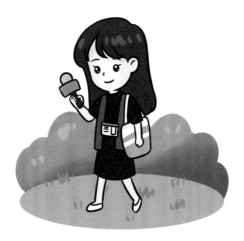

有人说：记者是无冕之王，他们铁肩担道义，妙手著文章，他们关注天下新闻，也被万众瞩目敬仰。

文女士是一名工作了十几年的记者，今年 40 岁，有一个幸福的家庭。作为一名记者，她经常看到别人的悲欢离合，报道社会上发生的一些奇闻轶事，笔下也曾写过很多精彩的故事，只是让她没想到的是这一次故事的主人公变成了自己。

文女士被确诊为三阴性乳腺癌，发现的时候就有骨转移了。医生说，这种类型比较危险，容易发生转移，预后较差，治疗手段主要是化疗，疗效要边治边看。因为遇见过太多比她不幸的人，所以文女士并没有像其他病人那样崩溃，她觉得人生本不可能一帆风顺，自己的前半生一直都过得很顺利，或许现在就是命运的坎。事情已经发生了，再悲伤也没有用，自己只有勇敢地跨过这道坎，尽人事，听天命。

文女士开通了自己的博客，开始每天在博客上记录自己的就诊经过和心得体会，她觉得这是一种精神寄托，可以转移自己的注意力，让自己不至于沉溺于消极和悲伤之中。最开始，看自己博客的人不多，慢慢地，随着她分享的日常越来越多，她发现有很多和她一样患了乳腺癌的人纷纷在博客里留言或提问，有时甚至会遇到周围的人，她都会耐心地和她们交流，回答她们的问题，鼓励她们和自己一样振作起来，积极面对。她发现其实有很多人刚患病时都是很迷茫的，通过沟通交流，能让大家慢慢地去了解乳腺癌这个疾病，只有了解了这个疾病，才能对它不那么恐惧。通过博客，她在安慰别人的同时，也有很多过来人在安慰她，大家互相帮助、互相取暖。

文女士希望通过自己的微薄之力，能够唤起广大女性对自己健康的重视，文女士乐观积极的态度，也在鼓励和感染着更多的人。

6. 白衣天使——护士

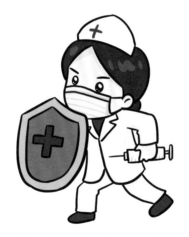

小张是呼吸科的一名护士，每天的工作都是和患者打交道，她对自己的工作认真负责，遇到特别消极的患者还会经常和他们聊天，安慰他们。但偶尔小张也会表现得不耐烦，因为有时候刚回答了患者的问题，结果转过身他们好像就忘记了，经常需要一遍又一遍地重复解释；或者有时候刚和他们交代了注意事项，结果他们马上就会弄错。有时候她想不通为什么很简单的事情这些患者都不能明白，直到她自己也成了患者，她才深刻地理解了生病之后的那种手足无措。

32岁那年，她在单位每年的常规体检中被发现右乳有一个2 cm大小的肿块，彩超科医生说肿块的形态不太好，让她找乳腺科医生进一步看看。她心里隐隐有不好的预感。因为家里只有她一个人在医疗系统上班，相对来说就她自己还比较熟悉医院流程，所以她独自完成了后面的所有检查，最终病理活检确诊为右乳浸润性癌。

多亏了每年的定期体检，所以发现得很早，腋窝淋巴结和远处都没有转移，分期为T1N0M0，I期，分子分型为三阴性。她虽然是护士，但对乳腺癌也不是很了解，心中也有很多疑问。因为知道癌症就意味着肿块是恶性的，所以她慌慌张张地去咨询自己认识的医生，并在网上查找各种关于乳腺癌的资料，同时经常找主治医生和护士咨询。

直到有一天她的主治医生告诉她不要这么焦虑，要学会慢下来，调整好自己的心态。这时，她才突然意识到自从生病以来，自己的神经一直都是紧绷的，所有事情都想着自己一个人扛，总觉得家里人没自己了解疾病，所以也不愿意让家人分担。主治医生的话虽然说得很委婉，但却点醒了她。是啊，自己以前还经常安慰别人，让别人不要着急，现在的自己和他们又有什么区别呢？所以她努力让自己冷静下来，她开始向家里人解释自己的情况，然后在老公的陪伴下开始了接下来的手术和化疗。

在整个过程中她发现，即使不学医，她的老公也可以把她照顾得很好，原来整个家也不是必须由自己做主，适当地去依靠别人可以让自己轻松许多，学会给自己松绑或许会看到一个新的世界。

7. 春风化雨——老师

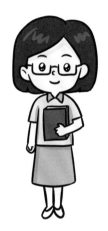

三尺讲台，三寸舌，三寸笔，三千桃李。邓老师是一名初中语文老师，也是初三毕业班的一名班主任。

一天，她在洗澡时偶然发现左乳有个肿块，趁着放寒假的时间去医院检查，结果被诊断为Ⅱ期乳腺癌。医生说可以直接手术，术后需要接受化疗和内分泌治疗。她想着自己的学生还有一学期就要中考了，现在开始治疗，可能就要错过学生们的中考。她询问医生可不可以等到暑假再来治疗，医生告诉她，这病一旦发现，

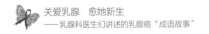

就要及时治疗，不能拖，不然容易从早期发展为晚期。

无奈之下，她向学校请了假，也和代替她的老师做好了工作交接。开学的那一天，她手术也基本恢复了，拔除了引流管，即将入院开始化疗。此时她心里依然牵挂着自己的学生，担心自己的工作突然交给别的老师学生不适应。所以开学后她还是去了一趟学校，为学生们上了一节课，快下课时，她向学生解释了自己因为身体原因不能继续陪着他们到中考了，希望他们能努力学习，考上自己心仪的高中。

邓老师一直很喜欢教师这个职业，因为她可以在学生们的身上感受到一种青春的活力，让她自己的心态都会不自觉地变年轻。她在整个化疗的过程中都表现得特别坚强，因为她想尽快恢复，尽快回到自己的工作岗位上。

没有上班的这些日子，她发现她并不适应这种清闲的生活，所以她在结束化疗后，遵医嘱按时吃药、定期复查。在第二年的九月，她回到了自己的工作岗位，继续执教生涯。工作的充实和获得感，让她感到快乐和自信，也给了她战胜疾病的勇气。

8. 高屋建瓴——老板

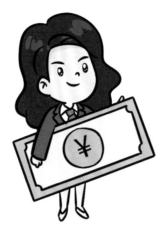

海水有尽头，月亮有圆缺，人间有不足。秦老板没想到自己风光了大半辈子，却患上了乳腺癌。各个圈子的朋友给她推荐了很多医院，也推荐了很多医生，一时间让她不知道如何选择。但是她觉得看病不像做生意，不能讲究性价比，毕竟事关自己的性命。

秦老板想着要选肯定要选最好的三甲医院，从检查到开始治疗，秦老板一直都给医生强调该做检查的都做，药物一定要用最好的。然而不幸的是，在完善了所有检查后，医生发现秦老板的病已经是乳腺癌伴肝转移，分子分型为三阴性，医生告诉她目前无法行手术治疗，需要全身化疗。秦老板完全无法相信诊断结果，这怎么可能呢，虽然因为忙碌没有定期体检，但自己完全没有哪里不舒服，怎么会出现转移了呢？一定是医院检查得不够准确！

此后秦老板又换了一家三甲医院，结果医生在看了所有的检查后还是得出了相同的结论。秦老板的心凉了一大截。自己辛苦打拼了半辈子，在生意场上如鱼得水，人脉那么广，肯定还有别的办法的。

她问医生："电视里不是有说100多万一针的药能治好癌症吗？那就用那个好了。"医生摇摇头，说道："那个药目前只是针对血液系统肿瘤并且还在临床试验阶段，在乳腺癌中并没有确切的疗效。""那肝移植呢？换个肝脏，再把乳腺癌切了不就行了吗？"医生仍然摇头，说乳腺癌既然能跑到肝脏，也能跑到其他部位，即使把肝脏换了，乳腺切了，但血液里的癌细胞还是存在，只是治标不治本。

秦老板多方找人打听，结果发现正规的三甲医院都是类似的回答。目前她能做的，只有配合医生进行化疗，第一次采用的治疗方案比较有效，乳腺和肝脏的病灶都有缩小。但8个多月后出现了耐药，同时肺上也出现了新的病灶。随后就开始不停地更改治疗方案，但每种方案都用了几个周期又耐药，肝脏的病灶在不断地长大。化疗使她的头发掉光，严重的消化道反应使她进食减少，人也迅速地消瘦，脸上也有些色素沉着。她不想看到自己如此憔悴，于是坚持戴假发，每天都画上淡妆。她觉得既然无法改变自己的命运，但至少自己去世之前都能够体面。

秦老板说，以前总是忙着挣钱，忽略了身边的人，如今，她只想把更多的时间留给她的家人，多陪伴他们一天都觉得是自己又多赚了一天。既然不能改变事实，就只能接受事实，珍惜剩下的时间，让自己尽量不留遗憾。

9. 日旰忘餐——普通员工

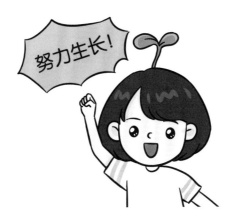

有人说人生如夏花般绚烂，有人说人生如白水般无味，有人说人生如夜色般深沉，有人说人生如白糖般甜蜜。不论哪一种，其实平淡才是常态，每个人都会在平淡的日子中体会到酸甜苦辣，感受到人间百态。

小林是一家公司的程序员，和大多数人一样，过着普通人的生活：每天挤公交，经常加班；下班了就玩玩手机，看看电视剧、小说；放假了约朋友吃饭、出去游玩。有为了生活奔波的烦恼，也有享受生活的愉悦。就是这样井然有序的生活却因查出乳腺癌而被打乱了节奏。她比较冷静地接受了这个事实，鉴于公司并不能给她那么长的假期，她办了离职，开始了她的抗癌之路，先后历经手术、化疗和放疗。

治疗期间，她没有想那么多，只是想着既然生病了，那就趁此机会好好休息，配合治疗，其他的什么都不想做。她恍惚觉得就像做了个很长的梦，一切都那么不真实，模模糊糊地度过了大概8个月的治疗期，直到医生告诉她治疗结束了，以后定期复查，她好像才突然意识到这一切并不是梦而是真实发生的。

虽然她的父母告诉她要好好休息，可以不用担心上班和钱的事情，但她在家待了一个月之后发现，无所事事比忙碌更让人难受，总感觉心里空落落的，她意识到还是应该找件事做，让自己有个精神寄托，重新过回正常人的生活。于是她重新在网上关注各种招聘信息，最终选择了她的老本行——继续当程序员。只是这次她选择的公司是一个小公司，工作强度没有以前那么大。她也为自己定了规矩：不再熬夜、坚持锻炼身体、规律饮食、健康生活。

有时，人会遇到各种困境和坎坷，觉得眼前一片漆黑，但只要坚持下去，阴霾终有散去的一天，即使是路边的一棵小草，在风雨过后仍然能茁壮生长，只要根还在，就能顽强地活下去。

10. 白发婆娑——老人

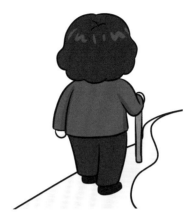

高堂明镜悲白发，朝如青丝暮成雪。朱阿姨已经 70 岁了，因为呼吸困难入院。完善胸腔彩超和胸部 CT 等检查后发现双侧胸腔积液，左侧大量，右侧少量。

朱阿姨在 12 年前因为乳腺癌做了手术，当时术后经过了化疗和内分泌治疗，最近检查时发现胸膜和骨转移，并伴有大量的胸腔积液。医生给她做了左侧胸腔穿刺引流，减缓了她呼吸困难的症状，同时由于朱阿姨有冠心病和高血压，因此，医生最终为她选择了副作用比较小的长春瑞滨进行解救化疗。

住院期间，让人印象很深刻的是，朱阿姨总是笑呵呵的，当医生给她介绍化疗的风险和可能出现的并发症时，她都表示很理解，在她身上看不到任何焦虑情绪。她总说，自己十几年前就患了乳腺癌，她的老伴也有心脏病，几年前因心肌梗死急诊入院，后面安了支架才逐渐好了起来，他们俩都觉得能活到现在这把年纪就已经赚了。高血压和冠心病需要每天服用药物进行控制，她和老伴虽然年纪大，但思维却很清晰，每个月固定的时间就会去医院开药，能说出每一种药物的名字。和他们沟通时会让人忘了他们已经70多岁了，交代的注意事项他们甚至比有些年轻人记得还清楚，医生每次给朱阿姨换完药，老两口都非常真诚地表示感谢。

他们家离医院很近，朱阿姨住院化疗期间，老伴为了保证她的营养饮食，每天都给朱阿姨做饭送过来，为她忙前忙后，办理入院和出院手续等。他们的言行举止能让人感受到两人无声的爱意，而且每次他们都为子女考虑，能不麻烦子女的都尽量不让子女来，让子女安心工作和生活。

现在，朱阿姨的胸腔积液在几个周期的化疗之后被有效地控制了，考虑到她的生活质量和耐受性，医生为她转了口服内分泌治疗药物。医生告诉他们，可能会出现耐药，可能再次出现胸腔积液，叮嘱她一定要定期复查，朱阿姨和她的老伴表示会积极配合吃药和检查。在他们两人的身上，有一种豁达和乐观的精神，有时候正是这种朴实和平凡更让人动容。

乳腺癌 TNM 分期

T：原发肿瘤（体格检查和影像学检查）

（1）T0：无原发肿瘤证据。

（2）Tis：原位癌或者没有肿块的 Paget 病。

（3）T1：肿瘤最大径 ≤ 20 mm。

（4）T2：肿瘤最大径 > 20 mm，≤ 50 mm。

（5）T3：肿瘤最大径 > 50 mm。

（6）T4：任何体积的肿瘤，或者直接侵袭胸壁、皮肤。

N：淋巴结

（1）N0：没有转移到淋巴结。

（2）N1：肿瘤转移到同侧腋窝淋巴结，可移动。

（3）N2：肿瘤转移到同侧腋窝淋巴结，固定；或多个转移灶互相融合。

（4）N3：肿瘤转移到同侧锁骨下淋巴结或者锁骨上淋巴结；肿瘤转移到同侧内乳淋巴结以及腋窝淋巴结。

M：远处转移

（1）M0：没有远处转移，或者证据不足。

（2）M1：经典的临床或影像学检查发现远处转移；病理学检查证实的大于 0.2 mm 的远处转移病灶。

附录 2

乳腺癌分子分型

▶---

类别	ER	PR	HER-2	Ki-67
Luminal A	+	+ 且高表达	–	低表达
Luminal B （HER-2 阳性）	+	任意	3+	任意
Luminal B （HER-2 阴性）	+	低表达或 –	–	高表达
HER-2 过表达	–	–	3+	任意
三阴性	–	–	–	任意

注："+"代表阳性，"–"代表阴性；HER-2 达到 3+ 才是阳性。

　　科学普及是一项长期工作，也是祖国医疗卫生事业的重要组成部分。我们从很多年以前就开始做乳腺癌的科普项目，并通过讲座、义诊、直播等方式给广大群众科普了相当多的乳腺癌知识。这几年，我们开始使用文字的形式记录科普的内容，并希望能够印刷、出版，让越来越多的人知道。

　　我们组织了数十位科室同仁参与这本科普书籍的编写。以成语为引向大家讲授乳腺癌预防、诊断和治疗的相关知识是本书的一大亮点。我们希望通过这种方式让更多没有医学专业知识背景的人士能够理解本书的内容，这也算是为祖国的医疗卫生事业做出的一点微小的贡献。

2022 年 10 月